U0305841

骨科疾病诊疗与康复护理

谭 钝 等 主编

汕頭大學出版社

图书在版编目（CIP）数据

骨科疾病诊疗与康复护理 / 谭钝等主编 . -- 汕头 ：
汕头大学出版社，2023.1
ISBN 978-7-5658-4920-6

Ⅰ．①骨… Ⅱ．①谭… Ⅲ．①骨疾病－诊疗②骨疾病
－康复医学－护理学 Ⅳ．① R68 ② R473.6

中国国家版本馆 CIP 数据核字（2023）第 017798 号

骨科疾病诊疗与康复护理
GUKE JIBING ZHENLIAO YU KANGFU HULI

主　　编：谭　钝　等
责任编辑：黄洁玲
责任技编：黄东生
封面设计：刘梦杏
出版发行：汕头大学出版社
　　　　　广东省汕头市大学路 243 号汕头大学校园内　　邮政编码：515063
电　　话：0754-82904613
印　　刷：廊坊市海涛印刷有限公司
开　　本：710mm×1000 mm　1/16
印　　张：11.5
字　　数：200 千字
版　　次：2023 年 1 月第 1 版
印　　次：2023 年 2 月第 1 次印刷
定　　价：108.00 元
ISBN 978-7-5658-4920-6

编委会

前 言

　　骨科学是一门专业性很强的古老学科，又是一门与其他学科有许多交叉、领域广阔的专业。近年来，骨科学取得了飞速发展，疾病的构成发生了变化，骨科新技术和新治疗手段日新月异，技术不断提高。尤其是新型固定材料和先进的检查手段在骨科临床的广泛使用，迫切需要我们对以往的知识不断更新，以满足临床需要。为此，我们参阅了大量的最新、最权威的文献资料，特编写了《骨科疾病诊疗与康复护理》一书。

　　本书主要总结了近年来骨科临床实践研究和临床康复护理，比较详细地介绍了骨科常见病从诊断到治疗的过程，及其骨科常见病的康复护理。包括肘关节运动损伤、膝关节运动损伤、骨关节疾病的康复护理、骨伤疾病的康复护理。

　　在本书的编写过程中，我们力求做到通俗易懂、深入浅出、突出重点、涉及面广、实用性强，使其适于从事骨科、骨伤科及相关学科的临床和研究人员阅读参考。

　　由于本书涉及面广，加之我们的知识水平所限，难免有不妥之处，敬请广大同仁及读者不吝斧正。

目 录

第一章
肘关节运动损伤

第一节
肱骨外上髁炎

肱骨外上髁炎是一种以肘关节外侧反复疼痛为主要表现的临床疾病，俗称"网球肘"。该病与患者的工作及生活方式有关，主要涉及桡侧腕短伸肌的起点部位，桡侧腕长伸肌下表面及指总伸肌前缘也可涉及。

一、病因

目前认为急性肱骨外上髁炎与外上髁区域经受直接暴力以及极度、骤然的运动有关，因此急性发病多见于体育运动过程中。慢性肱骨外上髁炎的主要病因与反复、过度的伸腕、伸指及前臂旋后运动造成的肌腱损伤有关。这一疾病更多与繁重而单一的长期劳动方式有关，易患人群包括电脑程序员、木匠、屠夫、纺织工人、经常使用重锤的工作者及经常与人握手的政治家等。

二、临床评估

（一）症状

肱骨外上髁炎常隐袭起病，患者主诉外侧肘关节疼痛，腕关节背伸时可诱发疼痛，疼痛可沿着伸肌群放射；患者常感腕关节力弱，避免做握手等动作，持物困难。肱骨外上髁炎的发病年龄范围较广，男女发病比例相同。

（二）体格检查

1.触压痛

桡侧腕短伸肌起点处有压痛，压痛点位于外上髁中点远端0.5～1cm偏前处。

2.特殊试验

（1）抗阻伸腕试验

伸肘位前臂旋前腕关节抗阻背伸时可诱发疼痛。

（2）牵拉试验

伸肘位腕关节做最大程度掌屈及前臂抗阻旋后时会诱发疼痛。

（3）握力测量

握力较对侧下降或用力握拳时诱发不适。

（三）辅助检查

1.X线平片

常规正、侧、轴位X线平片少有异常发现，但可以排除肘关节的合并疾病，如骨关节炎、肘关节后外侧旋转不稳定等。外上髁周围出现钙化可见于7%～25%的病例，特别是接受过激素注射治疗的患者，但是否存在钙化与预后无关。

2.MRI检查

在桡侧腕短伸肌肱骨侧起点偏远处可显示高信号影，肌腱信号紊乱或完整性丧失，在T_2加权像上表现尤为明显。部分患者合并出现关节积液、肱桡关节滑膜增生等表现。

（四）鉴别诊断

临床检查必须除外肱桡关节异常和桡神经卡压。前者在屈肘时被动旋转前臂可诱发疼痛不适，疼痛点位于肱桡关节处。后者抗阻旋后前臂或伸直中指时可诱发疼痛；由于在外上髁炎患者中约有5％合并桡神经症状，因此要注意避免漏诊。

三、非手术治疗

（一）一般情况

肱骨外上髁炎患者的主要症状为疼痛，因此治疗的主要目标是控制疼痛，使损伤结构在组织病理学基础上得以恢复。非手术治疗包括对患者宣教、物理治疗、药物治疗、局部注射、适时佩戴支具等。但由于各种治疗手段缺乏统一规范，目前很难做出究竟哪种治疗方法最为有效的判断。非手术治疗中放在首位的是对患者宣教，只有在了解疾病发生的原因以及病变过程后患者才可能很好地配合治疗，避免在治疗过程中进行诱发症状的动作（治疗失败往往是由于症状缓解后患者未加注意，在"蜜月期"内进行既往的运动）。物理治疗包括休息（避免受伤部位的过度运动而并非严格的制动，受伤部位进行可控的功能锻炼，相邻正常关节的功能锻炼要更为积极）、冷敷、口服非甾体抗炎药、调整运动方式、肌肉力量练习以及适时佩戴支具。其他的治疗方法包括超短波与冲击波疗法。

（二）激素注射与自体富血小板血浆注射

1.激素注射

如果上述治疗无效，或患者不能进行康复治疗，可局部注射激素及盐酸丁哌卡因或利多卡因。尽管既往有报道认为这种治疗有效，但越来越多的证据显示，与安慰剂相比，局部激素注射并未显示出显著性疗效差异。疼痛加重、局部肌肉萎缩、皮肤色素沉着、表浅感染和肌腱断裂等是较为常见的并发症。因此，应注意避免注射点偏浅及直接注入SHM内，并避免多次注射。

2.自体富血小板血浆（PRP）注射

目前较为流行的自体PRP技术，使用方法与局部激素注射相同。尽管其在个别小规模病例研究的报道中显示存在一定的有效性，但尚缺乏科学的、循证等级较高的大宗病例随访结果，因此其效果仍有待研究。

（三）应用支具

应用支具可以改善伸腕肌力及握力，具有生物力学上的优点。支具包括应力拮抗支具和腕背伸位支具，原理相同，其加压衬垫放置在外上髁远端会使前臂肌肉群的收缩受到限制，降低在肱骨外上髁伸肌腱起点处产生的过大应力。

（四）运动处方

对于运动员来说，应该注意改进训练方法及调整运动器材。改进训练方法的关键是，与教练员一起帮助运动员改进不正确的击球姿势。从生物力学角度分析，打网球等运动要求"甜点"位于球拍中心，偏心击球会加大扭矩，肌肉和肌腱容易负荷过度。有些运动器材可以加重肌腱的负荷，造成劳损。在选择球拍时应注意大小和重量适中、握持舒适、易掌握平衡。手柄的选择也很重要：手柄越粗，力臂越大，要根据手的大小选择手柄（测量中指指尖至掌中横纹间的距离）。另外，器材的重量、体积及柔韧程度也应与个体匹配，通常以网线张力较低者为宜。

运动康复不仅应包括前臂，还应包括肩背部。一旦急性炎症反应及疼痛在适当休息后消退即可立即进行有序、渐进的肌肉力量及耐力训练。在恢复到正常的60%之前，最好佩戴应力拮抗支具。在完成初步的力量及耐力训练后，要对各项运动指标进行监测，直到力量、耐力全面恢复才可以进行正常强度的训练和体育比赛。

四、手术治疗

（一）适应证

手术适用于经非手术治疗无效或经过康复训练后仍不能缓解症状，病史超过4个月的患者。此外，部分出现外上髁前内缘的骨性增生、肌腱钙化、合并关节内病变（如滑膜嵌顿、软骨软化、游离体），存在持续痛、静息痛，严重影响日常生活以及采用一些非手术治疗可能会中断体育运动及影响工作的患者可考虑手术治疗。

（二）切开手术

既往的切开手术有多种方式，应将所有病变组织一并去除。手术采用外侧切口，切开皮肤及皮下组织后，寻找桡侧腕长伸肌与指总伸肌，在两者之间进入并显露桡侧腕短伸肌，将其自肱骨外上髁起点处以锐刀剥离并翻转，判断病变组织范围后彻底切除。有人提出在外上髁骨皮质上钻2~3个深达松质骨的孔，目的是使局部形成血肿，促进血管及健康的肌腱纤维长入，但目前尚无定论该操作确实有效。将不同伸肌之间的筋膜组织缝合，逐层关闭伤口。

（三）关节镜手术

1.入路

该病的关节镜入路包括后方的软点入路、后外侧辅助入路，以及前方的近端前内侧入路、近端前外侧入路。后方的入路主要用于治疗合并的肱桡关节滑膜增生与皱襞形成，前方的内侧入路作为观察通路可很好地观察肘关节外侧的病变情况，外侧入路则是主要的操作途径。

2.镜下所见

镜下可见桡侧腕短伸肌腱在起点偏远处存在不同程度的退行性变与损伤，其质地、颜色、完整性均与正常肌腱不同。

Baker等将损伤分为3类：第1类为关节囊完整；第2类为关节囊呈线性撕裂；第3类为关节囊完全撕裂与退缩，但未发现损伤类型与预后有关。检查时如发现肱桡关节存在软骨退行性变、邻近区域滑膜增厚、出现滑膜皱襞（是引发疼痛的原因之一），需一并处理。

3.技术要点

将近端前内侧入路作为主要的观察入路，以刨刀或射频消融刀头通过近端前外侧入路进入关节，去除外侧关节囊直至显露出桡侧腕短伸肌在外上髁的起点，以射频消融刀头从近端开始向远端逐步彻底切除该肌腱的病变部分，直至切除到正常肌腱部分为止。

（四）术后康复

术后1~2天开始进行被动与主动活动，通常3~5天后可完全伸肘。注意在软组织肿胀消退之前避免伸肘位进行屈伸腕活动。在患者可忍受的前提下可逐步恢复日常活动。术后3周内进行渐进式、不抗阻力的肌力训练；3周后在应力抵消支具保护下进行等张训练；术后2～3个月内进行日常活动、工作及体育运动时均需佩戴应力拮抗支具。肌力及功能恢复的进度要依不同个体而定，对于业余网球选手，通常术后6周可以做击球动作，训练强度的增加要求渐进性与舒缓性，强调佩戴应力拮抗支具保护。康复的最后阶段是逐步向正常运动功能过渡。对于一个国家级运动员，要完全恢复运动水平需要5～6个月时间。

（五）并发症与预防

肱骨外上髁炎术后症状复发最常见的原因是患者术后康复锻炼时间过短或未接受系统的康复训练。手术失败可分两类：Ⅰ型失败，为术后症状和体征与术前相比无变化，这主要是由于手术适应证选择不当、诊断不准确、手术不彻底，未能纠正原始病变。除对病变部位彻底切除外，应严格控制适应证，避免对依从性差的患者进行手术。加上详细询问病史以除外特殊的病因，可大大降低Ⅰ型失败的发生率。Ⅱ型失败，为患者术后的症状和体征与术前表现不一致，这通常与手术相关，原因为肘关节不稳定、滑囊形成、关节囊损伤及术后异位骨化。Ⅱ型失败需要手术解决。

第二节　肱骨内上髁炎

肱骨内上髁炎俗称"高尔夫球肘""矿工肘"，是一种前臂屈肌总腱起点的慢性劳损性疾病，临床表现为肘关节内侧酸胀、疼痛和压痛。该病与运动及生活方式密切相关。

一、病因

肱骨内上髁是旋前圆肌、桡侧腕屈肌、掌长肌、尺侧腕屈肌共同形成的屈肌总腱及指浅屈肌的起点。目前认为肱骨内上髁区域经受急性牵拉，过度、骤然猛烈的运动，或者反复过度的屈腕、前臂旋前运动等累积性劳损，是引发肱骨内上髁炎的根本原因。该病多见于40～60岁人群，如打高尔夫球、垒球和乒乓球等上肢频繁高强度活动的运动员，以及木工、修理工等肘部活动较多的手工业者。患病率为4%～5%，男女发病比例接近。随着人口老龄化和体育产业化，该病发病率有上升趋势。

二、临床评估

（一）症状

患者典型表现为肘关节内侧屈肌总腱远端酸胀痛，疼痛逐渐局限于肱骨内上髁。腕关节屈曲时可诱发疼痛，疼痛可沿屈肌群放射；急性发作期可伴有肿胀、屈腕无力、持物困难、小指和环指有间歇性麻木感。

（二）体格检查

1.触压痛

前臂屈肌起点处存在明显触压痛点。

2.特殊试验

（1）前臂屈肌紧张试验

患者前臂置于桌上，掌面朝上，检查者对抗患者屈指和屈腕，使前臂屈肌群紧张，激发出内上髁与屈肌腱疼痛者为阳性，提示存在肱骨内上髁炎。

（2）前臂屈肌腱牵拉试验

患者伸肘，腕背伸握拳，做前臂外旋或后旋时引起肘内侧疼痛者为阳性。

（3）握力测量：握力较对侧下降或用力握拳时诱发不适。

（三）辅助检查

1.X线平片

一般无异常显示，但可以排除合并疾病，如骨关节炎等。少数病例后期可显示肱骨内上髁处骨膜增厚或软组织钙化。在年轻棒球投手可见肱骨内上髁肥大或碎裂。

2.B超检查

B超检查经济有效，可显示屈肌总腱肿胀，局部存在低回声或无回声区。低回声提示胶原纤维变性、断裂，而无回声则提示纤维结构撕裂。此外，还可发现内上髁附着处局部软组织水肿或积液、肌腱钙化，尺侧副韧带增厚、断裂或钙化，但诊断结果对B超医生的专业性依赖较强。

3.MRI检查

MRI检查是肱骨内上髁炎影像学检查的"金标准"。屈肌总腱出现明显增粗，显示片状的高信号影，肌腱信号紊乱或完整性丧失，腱鞘部位软组织水肿和T_2加权像高信号是最特异性表现。

（四）鉴别诊断

本病需与尺神经病变（如尺神经炎）、尺侧副韧带损伤或肘关节内侧关节内病变以及神经根型颈椎病相鉴别。当尺神经炎与"高尔夫球肘"同时存在时，又称"乡村俱乐部肘"。因此，在检查肘关节内侧疼痛患者时，应始终寻找尺神经炎引起的神经体征。尺侧副韧带不稳定也必须评估，因为这也可能导致肘关节内侧疼痛。颈椎病变主要表现为上肢放射性痛，手及前臂有感觉障碍区，无局限性压痛，可与本病相鉴别。

三、非手术治疗

（一）一般情况

治疗的目标是减轻直至消除疼痛，使受损屈肌总腱与内上髁愈合，重新恢复功能。传统上以非手术治疗为主，包括健康宣教、休息、佩戴支具、物理治疗、口服非甾体抗炎药、局部注射和其他疗法等。由于缺乏规范，难以评判哪种治疗措施最有效。健康宣教能让患者了解疾病发生及发展过程，避免一些诱发的动作，利于患者积极配合后续治疗。初期的充分休息，避免不适当的运动，有利于损伤组织的自我修复。佩戴支具制动可以保护肘部，限制前臂屈肌的旋转，改善屈腕肌力及握力，包括应力拮抗支具及腕背伸位支具，通过限制前臂屈肌群的收缩，使内上髁屈肌总腱起点处获得充分休息，从而自我修复。物理治疗包括冷敷、运动康复、肌肉力量练习，以及适时佩戴支具。急性期口服非甾体抗炎药或外用药膏按摩，可明显缓解疼痛。其他治疗包括超短波与冲击波疗法、针灸治疗、中药外敷等。

（二）激素注射与自体富血小板血浆注射

1.激素注射

若患者症状未得到明显改善，可局部注射类固醇激素及盐酸丁哌卡因或利多卡因，俗称"封闭疗法"。注射到压痛最明显的部位，直达骨膜。疼痛加重及反复、局部肌肉萎缩、皮肤色素沉着、肌腱断裂等是较为常见的并发症。采用超声引导下穿刺注射，定位更准确，可提高疗效。

2.自体富血小板血浆（PRP）注射

自体PRP注射是目前较为流行的促进受损肌腱或肌肉修复的技术。研究认为，PRP治疗不仅可以有效恢复内上髁的结构和功能，还可以通过恢复的过程提高患者生活质量（如减少对麻醉剂的需求、改善睡眠和减轻疼痛）。但目前尚缺乏较为科学的、循证等级较高的大宗病例随访结果，其效果仍有待研究。

（三）运动处方

制订运动康复训练方案，通过投掷、拉伸、悬吊等方法，对肱骨内上髁炎进行干预。

第一，投掷铁饼运动，该训练可以放松肘关节，手上具有离心力，对肘关节及周围的肌肉群有一个向外拉拽的作用，同时投掷铁饼的动作可以起到一个递进性的旋前圆肌和尺侧腕屈肌的肌肉功能性锻炼。

第二，直臂支撑双杠，可以有效拉伸尺侧肌肉，对旋前圆肌、尺侧腕屈肌都有良好的拉伸效果。

第三，配合单杠静力引体，使肘关节通过自身体重大幅度牵拉，对肘关节起到松解作用。

四、手术治疗

（一）适应证

手术适用于经非手术治疗无效或经过康复训练后仍不能缓解症状、病史超过

4～6个月的患者。此外，部分出现内上髁前内缘的骨性增生、肌腱钙化、合并关节内病变（如滑膜嵌顿、软骨软化、游离体），存在持续痛、静息痛，严重影响日常生活及对于一些非手术治疗可能会中断体育运动及影响工作的患者可考虑手术治疗。

手术目的是清除肱骨内上髁周围、屈肌总腱起点等处的慢性炎症和退行性变组织，通过在内上髁处用钻头或克氏针钻3～5个骨孔改善局部血液供应，为局部肌腱组织提供较好的周围环境，有利于康复。

（二）切开手术

手术采用内侧切口，在肱骨内上髁前方1cm处做纵向切口，视手术需要可适当延长至1.5～3cm；切开皮肤、皮下组织后，钝性分离皮下组织直到旋前屈肌群起始部的筋膜，于肱骨内上髁远端弧形切开起始部的筋膜并在两端分别向远端延长；纵向切开肌肉，形成一个蒂部在远端、宽度约2cm的"U"形腱瓣；掀起腱瓣，清理去除位于旋前圆肌和尺侧腕屈肌腱中的炎性退行性变组织直至内上髁的骨面，并从腱瓣和两侧肌腱的下表面去除病变组织；用钻头或克氏针在肱骨内上髁的中间部分由远至近钻2个孔，在内上髁前表面钻3～4个浅的单皮质孔，形成微骨折，使肌腱修复处骨性表面部位的血液容易渗出，以利肌腱的再附着愈合；最后，植入带线锚钉将腱瓣缝合固定，并将不同伸肌之间的筋膜组织缝合，逐层关闭切口。

（三）关节镜

该病属于关节外疾病，随着切开手术微创化，关节镜治疗优势并不明显，但对伴有关节内病变者，可以同时处理。有报道，应用关节镜治疗可以全方位彻底消除相应的病理改变，促进病变肌腱愈合，整体与切开手术满意率相近，最大的优势是早期康复。

（四）术后康复

所有患者术后均给予简单吊带固定，以保持舒适。术后2天，开始活动范围的锻炼，根据疼痛耐受程度进行；术后2周拆线后，允许患者进行日常生活的轻度活动；术后4～6周开始进行渐进式的抗阻训练。肌力及功能恢复的进度要依不同个体而定，训练强度的增加要求渐进性与舒缓性，强调佩戴应力拮抗支具保护。康复的最后阶段是逐步向正常运动功能过渡。对于业余高尔夫球选手，要完全恢复运动水平需要5~6个月。

（五）并发症与预防

肱骨内上髁炎患者术后症状复发最常见的原因是术后康复锻炼时间过短或未接受系统的康复训练。术前严格掌握适应证，了解患者依从性，排除其他相关的肘关节病变，可以有效预防术后功能不佳。

第三节　肘关节内侧副韧带损伤

一、病因

肘关节内侧副韧带的损伤可以为一次急性创伤导致，也可因为运动员长期劳损导致。在过头投掷时，内侧副韧带在早期加速及投掷晚期时，损伤危险性最高，此时上肢角速度峰值可以达到2300°~5000°/s。生物力学研究则显示内侧副韧带前束所能承受的失效扭力矩为34Nm[5]，而在投掷运动时则可以达到35Nm[6]。这也解释了为什么过头投掷运动员，特别是棒球投手容易伤及此韧带。

反复的投掷动作可以导致一系列累及内侧副韧带的病变，从变薄、部分损伤到完全断裂。在内侧副韧带失效的进程中可同时发生一系列的肘关节病变，如肱桡关节炎、尺神经病变及外翻-过伸综合征。后者是由于投掷早期加速期时作用于肘关节外翻应力及鹰嘴后内侧与鹰嘴窝之间的挤压导致。患者主要表现为肘关节后内侧伴鹰嘴边缘疼痛。这些都增加了作用于肘关节的应力，进一步导致鹰嘴尖的后方及后内侧骨赘形成，并可能存在软骨的损伤及游离体的形成。

二、临床评估

（一）症状

临床上最常见的症状是投掷加速期的疼痛，其次是球出手后的疼痛或在击球瞬间的疼痛，85%发生在没有进行适当的热身运动后。急性损伤时可听到肘内侧"砰"的响声，伴随突发疼痛，不能再继续运动。慢性损伤通常为长期从事投掷运动，肘关节内侧反复发作的局限性疼痛，尤以投掷时和投掷后为著；疼痛造成运动水平下降，只能维持原有水平的50%～75%。内侧副韧带损伤后，炎症反应、牵拉、摩擦及压迫都可刺激尺神经，使超过40%的患者出现神经症状（主要为感觉异常）；而内侧不稳定所造成的肘外翻畸形进一步牵拉尺神经，严重者可出现尺神经半脱位；后内侧增生性骨赘和肘管内增厚的炎性组织及周围肌肉的反应性增生都会导致尺神经受压。

（二）体格检查

1.一般情况

急性损伤可出现血肿，慢性损伤者50%可出现屈肘畸形，这是针对肱尺关节后内侧撞击的一种适应性改变，通常<25°。由于投掷过程所需要的肘关节活动度在屈曲20°～120°之间，因此不会影响投掷运动。合并尺神经损伤者肘管区Tinel征阳性。

2.触压痛

体格检查可发现内侧副韧带局部压痛（内上髁远端2cm）。

3.特殊检查

（1）外翻应力试验

肘关节屈曲30°位外翻的同时触及内侧副韧带，存在松弛（关节间隙改变>1mm）及压痛。

（2）挤奶试验

患者取肩关节内收外旋位，屈肘70%检查者握住患者患侧拇指外翻肘关节，可引出局部疼痛及内侧间隙增大。

（3）运动外翻应力试验

患者肩关节外展外旋，肘关节屈伸运动过程中施以外翻应力，常在屈肘

80°～120°中出现固定疼痛及关节间隙改变。

（三）辅助检查

1.X线平片

辅助检查包括正、侧、斜位X线片，有时可发现撕脱性骨折，对慢性损伤患者常可发现继发性改变如韧带钙化、游离体、内侧髁增生及肱骨小头的剥脱性骨软骨炎，最重要的是鹰嘴后内方骨赘形成。应力X线片可见内侧间隙增大。

2.MRI检查

MRI检查在斜冠状位上可显示内侧副韧带走行部位扭曲、信号紊乱（高亮信号充填）以及完整性丧失。MRI片显示韧带实质部的骨化现象意味着慢性损伤的韧带部分或全层撕裂。

3.关节镜检查

利用关节镜进行检查，患者肘关节屈曲90%前臂旋前，施加外翻应力，如果肱尺关节张开1～2mm则存在内侧副韧带损伤。

三、非手术治疗

（一）适应证

一旦诊断明确，应根据患者撞击的情况、功能需求、恢复运动以及对手术和康复的意愿来制订个性化的治疗方案。内侧副韧带撕裂导致的功能异常通常只出现在过头投掷类运动员中。因此，如果普通患者能够在今后避免此类动作，则可以选择非手术治疗。

（二）方法

非手术治疗包括停止投掷活动休息2～4周，同时应用物理治疗，如超声脉冲电导治疗、离子电渗透治疗和电刺激疗法。接着患者开始康复过程，提升肘关节活动度、屈肌-旋前肌力量，并进行大约3个月的投掷训练。

四、手术治疗

（一）适应证与禁忌证

1.手术适应证

运动员及特殊职业者，如军人、警察及长期上肢重体力工作者，存在临床不适并影响生活与工作，经非手术治疗无效。

2.手术禁忌证

包括内侧副韧带的无症状撕裂。考虑到MRI成像的敏感性，在无症状时发现内侧副韧带损伤情况是可能的。而无症状部分撕裂的自然病程目前并未研究清楚，不建议对该类患者手术。另外，一些运动员会改变他们的运动计划来减少对肘关节的外翻应力，这些人则不必手术。韧带重建的相对禁忌证是伴发的肱尺或肱桡骨关节炎。对于这些患者来说，重建会加重其关节疼痛。

（二）手术方法

1.韧带重建术

患者取仰卧位，臂外展，放置于手术台上。应用止血带止血。在内侧髁上方沿纵轴切开皮肤，长度为6cm。分离组织时要特别注意保护切口远端的前外侧皮神经。在尺侧腕屈肌的两个头之间通过钝性分离获得明确的肌肉间隙。必须掌握尺神经的走行，在术中防止对其压迫或直接损伤。

术者可根据自己的习惯从不同的位置获取自体移植物。常用的自体移植物包括同侧或对侧的掌长肌腱、趾伸肌腱以及跖肌腱。

有多种移植物固定方式可以选择，包括经骨"8"字形重建、锚定技术、螺钉固定以及带袢钢板固定。最常用的两种技术是经骨"8"字形重建和锚定技术。在"8"字形重建中，从近端按韧带在内侧髁上的等长点建立2条3.2mm肱骨隧道。再在内侧副韧带止点建立2条尺骨隧道。接着将移植物穿过这些隧道完成重建。为了约束肘关节，将关节置于60°屈曲，前臂旋后，并施加内侧应力。接着把移植物拉紧，缝合固定。

在锚定技术中，在高耸结节前后建立尺骨隧道，形成2cm的骨桥。使用弯刮匙或巾钳来连接两端开口。肱骨隧道位于肱骨内上髁中心点偏前下方，建立15mm深的纵行隧道。使用小磨钻建立2条出口隧道来引出缝线。将移植物穿过尺骨隧道。移植物的两端引到等长点后维持张力，切断移植物，使用Krakow缝合或环形缝合固定两端。缝线尾端穿过2条隧道，在肘关节屈曲、前臂旋后时保持张力，最后在肱骨侧骨桥上打结。

2.韧带修复

对于部分韧带撕裂的成年患者，可采用直接缝合修复的方法，其手术过程与韧带重建类似。

3.关节镜手术

在治疗内侧副韧带撕裂的患者时，关节镜依然是一项重要的工具。除了能够诊断肘关节不稳，关节镜在诊断和治疗伴发的关节内病变上依然起着重要的作用。镜下判断韧带损伤情况，如韧带实质部存在，可通过过线方式对正常肌腱紧缩缝合。

（三）术后康复

术后制动2周，之后佩戴30° ~ 100° 的功能性支具，根据康复进程增加角度。从术后2个月开始停止佩戴支具，进行肘关节活动范围的进一步扩大，以及负重的腕关节和前臂的轻度强化旋转锻炼加肩关节活动，力争在术后6~8周恢复肘关节的全部活动度。在术后12周开始增强式运动特效康复，锻炼投掷动作，投掷距离从短到长，并逐渐恢复投掷强度，争取让患者在1年后回到运动场。

第二章
膝关节运动损伤

第一节
膝关节周围肌腱损伤

一、病因

大多数伸膝装置损伤由股四头肌强烈偏心收缩引起，尤其当机体处于屈膝位抗阻状态或抵抗突如其来的自身体重负荷时。这种偏心收缩常见于各种体育运动，特别是从高处跳落着地时。

正常的髌腱与股四头肌腱具有十分强大的纤维结构抵抗超负荷，因此伸膝装置急性撕裂很少发生，且具有年龄特异性。股四头肌腱撕裂患者年龄一般超过40岁，而韧带撕裂常见于40岁以下成年男性，且多为运动员。

伸膝装置损伤可来源于直接暴力，但近年来广泛的观点认为退行性变是发生撕裂的基础。多数患者存在系统性疾病，如糖尿病、类风湿关节炎、慢性肾衰竭，可损害肌腱的微血管结构和肌腱的完整性，加重对缺血区域的破坏。具体而言，肾脏疾病及尿毒症可引起伸膝装置肌纤维的萎缩（主要是胶原纤维结构的破坏糖尿病可引起肌腱内血管的损伤；类风湿关节炎的慢性炎症反应引起滑囊炎和弥漫性纤维化；痛风引起痛风结晶性滑膜炎和肌腱纤维蛋白性坏死；肥胖引起肌腱的脂肪样退行性变；甲状旁腺功能亢进、系统性红斑狼疮、骨软化症和类固醇激素的应用可引起血液供应的破坏，改变肌腱的正常结构，使其易于演变为完全撕裂。肌腱退行性变也可继发于其他因素，如过度运动（特别是运动员）、衰老、肌腱血液供应破坏等，造成肌腱的反复微损伤。组织学观察发现，撕裂的肌腱普遍存在缺氧性肌腱病变、黏液样变性、脂肪变性和肌腱钙化等。此外，长期应用糖皮质激素也可引起肌腱结构和力学的变化。

二、临床评估

（一）病史与临床表现

患者有起跳、落地、跪地及膝关节屈曲扭伤等外伤史，常诉受伤局部出现响声或撕裂感。膝关节急性疼痛，局部肿胀、淤血，行走困难，不敢用力伸膝和抬腿。需注意有时因疼痛较轻微而容易漏诊。

大多数患者因为伸膝装置不完整而无法完成主动伸膝。患者不能上楼梯，行走时可出现关节交锁。不完全股四头肌腱撕裂可能保留伸膝功能，表现为抗阻或抗重力伸膝力量下降。陈旧性股四头肌腱撕裂如未得到及时治疗，股四头肌腱断端会向近端进一步回缩达5cm并与股骨干粘连。急性髌韧带撕裂而支持带完整时，可能仍可主动伸膝，但伸膝有明显迟滞。

（二）体格检查

膝前肿胀明显，可伴有局部软组织淤血。如果膝部肿胀明显，穿刺抽吸可以缓解疼痛，并可向关节内注射局麻药以进行膝关节彻底检查。髌上压痛时可在髌骨上极或下极触及空虚感或断端凹陷，有时可以看到该区域软组织呈波浪状外观或皱褶。髌腱撕裂时，髌骨向近端移位；股四头肌腱撕裂时，则可表现为髌骨低位，但移位程度不如前者明显。

当触不到凹陷但又高度怀疑髌腱或股四头肌腱撕裂时，抗阻力伸膝试验非常重要。患者仰卧，伤肢抬起屈膝，检查者一手托患者腘部，另一手按压于踝关节上方，嘱患者用力伸直膝关节，如伤处疼痛加重或伸膝无力则为阳性。另一种方法是，让患者坐在检查床边，伤腿约屈膝90°，主动做伸膝动作，如果不能完全伸直膝关节，也应考虑伸膝装置断裂。伸膝装置部分撕裂时，患者可以行伸膝动作，但不能完全伸直，因此必须以完全伸直为评价指标。也有的患者伸膝装置完好而膝关节伴有其他损伤，因疼痛不能做伸膝动作，可以先抽取膝关节的积液或行局部麻醉后再做检查。

（三）影像学检查

怀疑髌腱或股四头肌腱撕裂时，应首先做膝关节正、侧位X线检查，可观察到髌骨上移或下移、髌股关节间隙增宽、髌腱或股四头肌腱影像连续性中断，其断裂处形成团块状阴影。

B超检查可发现肌腱撕裂的部位，鉴别部分和完全撕裂，确定肌腱完全撕裂后游离端的位置，还可用于肌腱修复术后的评估，但B超检查结果依赖于B超医生的经验。

MRI是最有效的影像学检查，特别是受伤初期有大量血肿和组织水肿存在时，可帮助医生准确定位撕裂的部位和程度，同时可以观察膝关节内半月板、交叉韧带、侧副韧带损伤等其他病变，对术前准备具有重要意义。文献报道，9.8%的股四头肌腱撕裂患者和30%的髌腱撕裂患者行MRI检查可发现存在关节内损伤。其中，约18%为前交叉韧带损伤，18%存在内侧半月板损伤。

（四）诊断与鉴别诊断

1.诊断

根据外伤史、临床表现和影像学检查，髌腱或股四头肌腱损伤的诊断并不困难。当患者病史不清或延误就诊时，诊断可能会比较困难，特别是合并其他（如交叉韧带、半月板和侧副韧带）损伤时，往往容易忽视伸膝装置的检查而导致漏诊。

2.鉴别诊断

伸膝装置损伤需与髌骨应力性骨折、股骨干应力性骨折、骨与软组织肿瘤、腰椎牵涉痛、急性骨筋膜室综合征等鉴别。

（1）髌骨应力性骨折：虽然罕见，但髌骨应力性骨折可导致类似于股四头肌腱或髌腱损伤的症状，尤其是骨折的部位位于髌骨上极或下极时。髌骨应力性骨折通常是逐渐发病，类似于股四头肌腱或髌腱的损伤，但疼痛和压痛位于髌骨而不是肌腱。影像学检查（X线、B超、MRI）有助于区分这些损伤。

（2）股骨干应力性骨折：是一种过度使用引起的损伤。患者初始可能会认为是不太严重的肌肉拉伤，通常不能回忆起特定的损伤；疼痛在活动后开始出现，使患者认为拉伤了某处。然而，与轻微的肌肉拉伤不同，股骨干应力性骨折的症状不会在停止活动后缓解，并且有可能引起夜间疼痛。体格检查通常会发现骨折部位周围有定位不明的深部疼痛，而股四头肌腱损伤引起的压痛则更具局灶性，并且会因直接触诊或肌肉收缩而加重。确诊需行影像学检查。

（3）腰椎牵涉痛：腰椎病变引起的神经病理性疼痛可引起牵涉痛，导致股前区或膝前的不适都可类似于伸膝装置损伤的表现。一般情况下，患者并无损伤病史，症状则为背部疼痛。改良的Thomas检查或被动屈膝和伸膝均可引起神经敏感。

（4）骨或软组织肿瘤：骨或软组织肿瘤的初始症状和体征可被误认为是股四头肌腱或髌腱的损伤。症状发作前的急性损伤病史通常可区分该损伤，但患者可能会错将症状归咎于无关的轻微创伤，导致诊断困难。通常情况下，与软组织或骨肿瘤有关的临床表现会逐渐出现。影像学检查有助于区分这些疾病。

（5）急性骨筋膜室综合征：引起严重内出血或肿胀的股部损伤会增加股前区筋膜室内的压力，导致急性骨筋膜室综合征，表现为股前区紧张和剧烈疼痛。急性骨筋膜室综合征是真正的急病，需要立即进行评估和处理。

（6）感觉异常性股痛：为股外侧皮神经受卡压所致。患者有典型的神经卡压症状，如麻木或烧灼感，而不是肌肉的疼痛；股痛的位置比伸膝装置损伤的常见疼痛部位更靠外。此外，烧灼感或麻木感呈放射状，这在肌肉损伤中不会出现。

（7）股神经损伤：可能是继发于腰肌拉伤或腰部滑囊炎，其产生的血肿或积液会压迫神经。患者主诉腹股沟和股部有烧灼样锐痛，通常伴有肌无力或麻木。疼痛的放射性和存在肌无力有助于将其与股四头肌腱损伤相鉴别，后者疼痛部位通常为局灶性。

三、治疗原则

伸膝装置损伤的治疗目标是重建伸膝功能和良好的组织愈合，使患者获得完全的肌力、正常的膝关节活动范围，恢复受伤前的活动水平并避免并发症。急性髌腱或股四头肌腱完全性撕裂应尽早、可靠地修复，借助详细的体格检查与影像学检查可避免漏诊的发生。没有及时治疗可能带来严重后果，伸膝装置撕裂超过2周会导致断端回缩并发生广泛粘连和瘢痕形成，而失去直接修复的机会。

（一）股四头肌腱撕裂治疗原则

股四头肌腱撕裂在临床上并不多见，文献报道也相对有限，对于采取哪种治疗方式还未有统一的标准。目前，对于部分撕裂患者一般采取非手术治疗，而对于完全撕裂和陈旧性撕裂患者，则应积极采取手术治疗。

1.非手术治疗

股四头肌腱部分撕裂一般采用非手术治疗缓解。膝关节完全伸直位固定6周，冰敷和口服非甾体抗炎药可缓解疼痛和消除肿胀。疼痛和肿胀缓解后行保护下的功能锻炼和适当的力量训练。当患者股四头肌肌力恢复并能直腿抬高患肢而无任何不适时，可去除固定支具。

2.手术治疗

股四头肌腱完全撕裂需尽早进行手术修复。对于较大的或伴有肌腱退行性变的部分撕裂，应根据患者年龄、活动度和受伤前膝关节的功能决定是否行手术治疗。手术延迟会增加手术难度，影响手术效果。伤后几天内，股四头肌腱断裂的近端开始回缩，髌骨上移，残端短缩可导致断端对合困难，并增加缝合端的张力。文献报道，早期手术修复可预防肌腱瘢痕挛缩，术后膝关节功能恢复更好。因此，建议损伤48～72小时内手术，一般不超过2周，若超过2个月手术则效果往往差强人意。

目前有多种手术方式修复股四头肌腱断裂，但所有的术式都应包括两部分"断端缝合＋增强缝合"，单纯的断端缝合非常容易失败，发生再断裂或缝合肌腱被拉长，后期伸膝无力；增强缝合可用人工韧带、高强度缝线、肌腱钢丝等增强。手术方式的选择主要取决于受伤证据、撕裂的部位和医生的经验。若撕裂紧靠髌骨上极，倾向于采用髌骨钻孔缝线修补术。近年来，缝线锚钉修补术由于其较小的手术切口和更短的手术时间已逐步取代传统的髌骨钻孔缝线修补术。对于腱内的撕裂，可利用不可吸收缝线行经典的端-端缝合技术或Scuderi技术。而陈旧性股四头肌腱断裂需行Codivilla等技术修复。

（二）髌腱撕裂治疗原则

髌腱不完全撕裂且保留伸膝功能时可采取非手术治疗，急性髌腱完全撕裂或不完全撕裂但伴有功能丢失时均应早期积极手术治疗，延迟手术会影响治疗效果。陈旧性撕裂则应在局部粘连松解后行韧带重建术。

1.非手术治疗

髌腱不完全撕裂且伸膝装置功能完整时可采取非手术治疗。一般患膝完全伸直位固定2~3周，然后主动屈曲和被动伸直渐进性训练4周，第6周开始肌力训练。

2.手术治疗

髌腱完全撕裂或不完全撕裂伴有功能丢失时均需行手术治疗。髌腱急性撕裂的手术治疗应尽可能在早期进行，可以行无张力修补。一般不推荐单纯缝线修补，因其有较高的失败率。由于髌腱撕裂多位于骨-肌腱接合部，因此多建议行髌骨穿孔缝线修补术。现在大多采用缝合锚钉技术。对于陈旧性撕裂则需行韧带重建术。

（三）全膝关节置换术所致伸膝装置损伤的治疗原则

全膝关节置换术中损伤伸膝装置虽然少见，但处理却相当棘手。单纯的股四头肌腱损伤可通过髌骨钻孔或缝合锚钉技术进行修补。然而，对于行髌骨表面置换的患者应格外小心，避免医源性的髌骨骨折。不严重的部分撕裂可以采取非手术治疗且具有良好的效果。对于完全撕裂患者，即使采用手术治疗，仍有2/3的患者术后功能欠佳。据报道，利用自体半腱肌腱或内侧腓肠肌瓣重建撕裂的髌腱有10°~24°的伸膝迟滞。也有文献报道，采用同种异体胫骨结节、髌腱、髌骨和股四头肌腱重建伸膝装置虽然初始效果良好，但后期持续有30°的伸膝迟滞、助步器依赖和较高的翻修率。保持移植物伸膝位的紧张是减少伸膝迟滞的关键。

四、手术技术

（一）股四头肌腱损伤

1.髌骨钻孔缝线修补术

断端清理后，近端用不可吸收缝线改良Kessler缝合法缝合3针，髌骨由上极向远端纵向钻数个骨孔，线穿过骨孔后两两打结，同时缝合两侧支持带，再用剪张钢丝缝合固定。

2.缝线锚钉修补术

髌骨上极止点区域去皮质化，沿髌骨骨面垂直方向拧入2枚缝线锚钉，钉尾置入骨面下2～3mm；尾线Kessler缝合法编织近侧断端，向近侧推移髌骨，拉紧尾线，采用滑结技术使近侧断端靠拢髌骨骨质后打结。剩余缝线对周边肌腱和软组织加固缝合。该技术可通过建立前外侧、髌上内侧、髌上外侧及髌上近端外侧入路行关节镜下修补完成。

3.端-端缝合修补术

连续锁边上下缝合肌腱近端和远端断端的外侧缘，同法缝合两侧断端内侧缘，膝关节取伸直位后两两对应打结，可简单间断缝合撕裂处并给予加强。随后，内、外侧髌骨支持带加固缝合后完成修补。

4.Scuderi技术

断端清理修整后，拉紧重叠缝合，肌肉和肌腱结合近端股四头肌腱做一厚约2mm、边长7.5cm和底边5cm的三角形肌腱瓣，然后肌腱瓣的上极向远端翻转以覆盖肌腱修复中的空缺或薄弱区，并给予缝合加固。

5.McLaughlin技术

缝合断端后，胫骨结节处横行钻骨道，穿过1枚克氏针，股四头肌腱断端近端穿过钢丝，两端向下拉紧于皮外并固定于克氏针上。也可以经胫骨结节处横行钻孔，将钢丝穿过骨孔打结，减少因克氏针留于皮外而可能引起的感染。

6.Dunn技术

缝合断端，用粗线或者钢丝穿过断端近技术肌腱，经髌骨两侧穿过髌骨下极并结扎。术中放置钢丝减张有利于减少断端缝线的张力，在以后的康复中避免肌腱再断裂。在屈膝练习已达一定角度后，减张钢丝可能会影响屈膝功能，如果此时肌腱已经牢固愈合，则可考虑取出钢丝后再继续康复治疗。

7.Codivilla技术

主要适用于陈旧性股四头肌腱断裂、断端回缩、无法直接对合者。先松解肌腱周围粘连，断端新鲜化后距断端上方1.5cm处倒"V"形切开断端近侧全层肌腱，长度视缺损程度而定；将"V"形肌腱瓣向下牵拉使两断端对合，将两断端间隙缝合；"V"形瓣向下翻转固定在断端远端，修补断端间缺损。当股四头肌腱回缩较多、粘连较重，且单纯Codivilla技术不能修补缺损时，可取股外侧肌瓣2～5cm厚旋转修补缺损，同时缝合取肌瓣区。如缺损更大，甚至股四头肌腱、髌骨和髌腱均缺损，则可取缝匠肌旋转覆盖修补。

（二）髌腱损伤

1.髌骨钻孔缝线或人工韧带修补术

断端清理后，用不可吸收高强度缝线或人工韧带Krachow法或类似技术缝合肌腱。髌骨由下极向近端纵向钻数个平行骨孔，将线穿过骨孔，伸直位两两拉紧打结，同时缝合两侧支持带，再用减张钢丝缝合固定。部分学者提出可用缝线锚钉缝合固定，认为该法可使肌腱更好地植入髌骨下极。

2.半腱肌腱、股薄肌腱重建术

髌腱的陈旧性断裂需考虑回缩粘连和膝关节粘连两方面，当膝关节粘连和回缩粘连解除、髌骨下移至正常位置后才可行韧带重建术。技术要点为游离半腱肌腱、股薄肌腱近端切断，髌骨钻双骨道，胫骨结节钻单骨道，半腱肌腱穿过髌骨和胫骨骨道，股薄肌腱经髌骨骨道，拉紧并相互缝合，最后行钢丝减张缝合。

3.腓肠肌内、外侧头肌瓣旋转重建术

将腓肠肌肌瓣游离旋转至膝前，近端与髌腱或股四头肌腱缝合，远端与髌腱残端缝合。

4.增强修复技术

在无法有效利用自身组织、进行修复或需加强修复强度时，可用人工韧带或补片等增强材料联合修复，以降低修复失败的发生率。修复局部可用生长因子、PRP等生物材料诱导局部组织再生与整合，以提高修复效果。

第二节 膝关节关节内骨折

一、胫骨平台骨折

（一）病因

胫骨平台骨折占成人骨折的1%～2%，是内、外翻应力合并轴向载荷共同作用于胫骨平台的结果。不同的受伤机制造成不同的骨折类型，当内、外翻暴力占主导时，股骨髁撞击对应的胫骨平台关节面，多倾向于造成一侧平台的劈裂或塌陷骨折；而当轴向负荷占主导时，则更易发生双侧平台骨折。综合文献报道，在所有类型的胫骨平台骨折中，单侧平台骨折约占60%，而其中外侧平台骨折的比例高达90%；双侧平台骨折的比例较低，占总数的30%～35%；单纯髁间嵴骨折的比例最低，约占总数的10%。此外，不同类型的骨折在人群中的分布特点也不相同，中央凹陷型骨折多见于老年人，通常为低能量的骨质疏松性骨折；双髁骨折则多见于年轻人，多为高能量损伤。胫骨平台骨折常有半月板、韧带撕裂等伴发损伤，综合文献报道，伴发半月板损伤的发生率为2%～47%，伴发前交叉韧带（ACL）损伤的发生率为4%～32%，伴发后交叉韧带（PCL）损伤相对少见。此外，高能量损伤可能会伴有腘窝血管、神经的损伤。

（二）临床评估

1.病史与临床表现

患者通常有车祸、高处坠落等外伤史，表现为膝关节肿胀、疼痛、活动受限。详细了解患者的受伤过程，特别是所受暴力的方向及强度，有助于判断其受伤机制及损伤类型。

2.体格检查

体格检查时可见膝关节活动受限、胫骨平台边缘压痛、关节畸形等。对所有胫骨平台骨折患者都应仔细评估有无发生骨筋膜室综合征的风险，注意检查软组织损伤情况，尤其当骨折为高能量损伤时，必须密切监测骨筋膜室的张力。

胫骨平台骨折常可合并半月板、侧副韧带、交叉韧带损伤，但在非麻醉状态下行相关体格检查往往因无法获得患者的配合而准确性不高，只会增加患者的痛苦，应尽量避免。

此外，当胫骨平台骨折为高能量损伤时，还需要检查有无合并血管、神经损伤。可通过触诊下肢动脉搏动状态或计算踝肱指数（ABI），评估下肢的血管损伤情况。神经损伤中，以腓总神经损伤最为常见，体格检查时应加倍留意。

3.影像学检查

应常规拍摄膝关节X线标准正、侧位片，必要时增加斜位片。X线片通常可清楚显示平台骨折的程度及类型。

CT检查能够更好地显示骨折粉碎、移位程度及塌陷范围，MRI检查则在诊断交叉韧带、半月板、侧副韧带等软组织损伤时具有优势。在术前行上述检查，有助于术者制订更完备的手术计划。

怀疑合并动脉损伤时应及时行血管造影检查，以免造成不可挽回的后果。

4.诊断

根据病史、体格检查及影像学检查结果不难做出胫骨平台骨折的诊断。目前临床上有多种胫骨平台骨折分型系统。Schatzker分型因具有简单、实用的特点而应用最为广泛。该系统将胫骨平台骨折分为6型。

（1）Ⅰ型

单纯外侧平台劈裂骨折，由外翻合并轴向暴力所致，多见于骨质条件较好，不易发生塌陷的年轻患者。

（2）Ⅱ型

外侧平台劈裂骨折并伴有塌陷，受伤机制与Ⅰ型相似，常见于中老年患者。

（3）Ⅲ型

单纯外侧平台压缩性骨折，为Schatzker分型中最常见的骨折类型，多为老年骨质疏松患者的低能量损伤。

（4）Ⅳ型

内侧平台骨折伴有或不伴有髁间嵴骨折，由内翻合并轴向暴力所致，多为高能量损伤，可合并有交叉韧带、外侧副韧带及血管、神经损伤。

（5）V型

双侧胫骨平台骨折，干骺端与骨干仍保持连续，多为轴向暴力所致。

（6）Ⅵ型

双侧胫骨平台骨折伴有干骺端与骨干分离，多为高能量损伤，常合并严重的软组织损伤。

（三）治疗

1.非手术治疗

非手术治疗包括闭合复位、骨牵引和石膏固定，一般适用于稳定、移位程度小、力线良好的平台骨折，也适用于有手术禁忌证的患者。制动时间超过6周，可能会造成永久性膝关节僵硬，因此对于有较高功能要求的年轻患者，非手术治疗可能并非首选。

2.手术治疗

一般认为，胫骨平台关节面塌陷＞2mm，或分离移位＞5mm即应选择手术治疗。通过手术，不仅能够获得更好的复位、更稳定的固定，也有助于患者尽早开始功能锻炼，从而更好地保存关节功能。在传统手术方式中，以切开复位内固定术应用最为广泛，根据损伤的程度可选择空心拉力螺钉、钢板固定等方式，临床应用获得了良好的疗效。

关节镜最初仅作为诊断工具，用于检查评估胫骨平台骨折及伴发软组织损伤的程度。关节镜在胫骨平台骨折治疗中的应用日益广泛，甚至有人尝试将其应用于复杂胫骨平台骨折（Schatzker V、Ⅵ型）的治疗。目前主流观点仍认为，关节镜主要适用于低能量损伤所致的外侧平台骨折，其最大优势是可在直视下观察胫骨平台复位过程及关节面对合情况，并在关节外通过骨皮质窗口完成橇拨、植骨、内固定物安放等操作。关节镜手术全程无须打开关节腔，与传统手术方式相比更为精准、微创。此外，关节镜也为发现和处理半月板、韧带等伴发损伤提供了可能。但需要格外注意的是，关节镜操作过程中，关节腔灌注液可能通过骨折线外渗，有造成骨筋膜室综合征的风险，因此术中必须严格控制液体灌注压及手术时间。

（四）手术技术

主要介绍关节镜下经皮螺钉内固定术治疗Schatzker Ⅰ～Ⅲ型胫骨平台骨折的手术技术。

1.关节腔清理探查

患者取仰卧位，手术野消毒铺巾，建立膝关节标准前内、前外侧入口作为观察及操作通道。首先行关节腔血肿清理，为随后的关节腔探查及手术操作做准备，也可同时建立外上方入口并放置吸引管，有助于快速清理血肿，并避免关节内水压过高。待视野清晰后，置入刨削器，进一步清理凝血块及骨碎屑，根据需要转换观察和操作通道。在清理关节腔血肿后，行完整关节腔探查并测试关节稳定性，探查内容包括骨、软骨、半月板、韧带等结构。这些结构的损伤程度对判断骨折的预后及手术操作流程选择均有重要的意义。需要注意的是，位于平台边缘，特别是半月板下方的骨折可能会因视野不佳而遗漏，有学者建议引入套索牵开半月板，或使用专门设计的半月板拉钩牵开半月板，以更好地探查骨折程度。

2.骨折复位

单纯外侧平台劈裂骨折（Schatzker Ⅰ型）的复位相对简单，对膝关节施加内翻应力，通过关节囊和韧带的牵引力可将骨折块复位。复位可在X线透视下进行，如位置满意，可在关节面下方1cm左右的位置经皮打入1～2枚克氏针，临时固定骨折块；如骨折块未能抬升至关节面水平，也可经皮在骨折块上打入金属针，将其撬拨复位；如骨折块仍难以复位，可在关节镜直视下，将关节镜探针或刮匙插入骨折线内，撬开嵌压的骨折块，继而经皮置入1～2枚克氏针作为把持器，调整骨折块至对位满意后，平行于关节面置入克氏针行临时固定。

单纯外侧平台压缩性骨折（Schatzker Ⅲ型）可在骨折块远端的干骺端开骨窗，在透视下将刮匙或骨膜剥离器经由骨窗置入骨折块下方，关节镜监视下将塌陷的骨折块顶起至与关节面齐平，然后用同样的方法行松质骨打压植骨，牢固支撑骨折块，同时注意避免过度打压，以免骨折块高于关节面，甚至打穿关节面。如出现过度复位，可将膝关节进行屈伸活动，利用股骨髁的挤压作用对胫骨平台进行再塑形。完成复位后，用1～2枚克氏针对骨折块进行临时固定，再次正、侧位X线透视评估复位及临时固定是否满意。为了保证满意复位，操作时尽量在塌陷骨折块的中央处推顶。ACL重建导向器对于准确定位很有帮助。将导向器的尖端放置于塌陷骨折块的中央，经由骨折侧胫骨平台穿骨皮质打入定位针。准确的定位一方面可以尽量减少对未骨折部位造成损害，另一方面可以确保在复位时以接近垂直于关节面的方向施加推顶力，以达到更好的复位效果。

外侧平台劈裂伴有塌陷的骨折（Schatzker Ⅱ型）进行复位时，可将上述2种技术结合应用。

3.植骨

一般认为关节面塌陷＞6mm、年龄＞55岁以及严重骨质疏松患者，复位后平台发生再次塌陷的风险较大，需要在塌陷部位进行植骨支撑。有多种植骨材料可供选择，自体髂骨具有良好的骨整合性，也最易获取，缺点是会造成取骨部位的额外损伤；异体骨及人工骨可作为植骨材料使用，但价格相对昂贵，骨整合性也不及自体骨。植骨材料植入后，需进一步夯实以确保支撑的可靠性。此外，在高龄患者中，骨水泥也可作为填充物使用。

4.固定

目前对于固定方式的选择仍有争议，一般建议使用2～3枚带金属垫圈的6.5mm空心螺钉固定外侧平台骨折。螺钉固定过程在关节镜监视下进行，以确保关节面的平整。注意螺钉不能拧得过紧，否则过犹不及。完成固定后，螺钉的长度和位置需要在X线透视下复查、确认。有观点认为，在单纯劈裂骨折中，钢板螺钉固定的可靠性优于单纯螺钉固定。

5.其他病损的处理

胫骨平台骨折常伴有半月板损伤，在完成骨折固定后，如有可能应尽量行半月板修补术以保留其功能。侧副韧带损伤可能会影响膝关节的冠状面稳定性，应在骨折固定前后检查膝关节，如有必要可在X线透视下行侧方应力试验，评估侧副韧带功能。大多数伴发的侧副韧带损伤，尤其是内侧副韧带损伤，仅需非手术治疗。而当患者表现为严重的外侧方不稳时，常需要在处理骨折的同时重建外侧副韧带。胫骨平台骨折常伴有ACL损伤，但对于是否应同期重建ACL仍存在争议。反对者认为同期手术将大大增加手术的复杂性，也会延长操作时间，从而增加手术并发症的发生率，因此通常把ACL重建留待二期手术，且只有那些伴有慢性膝关节不稳症状的患者需行二期手术。PCL撕裂相对少见，且通常可选择非手术治疗。

（五）康复原则及要点

对于胫骨平台骨折而言，防止关节僵硬，尽可能恢复膝关节活动范围是康复的要点，在内固定确实可靠的前提下，手术后第1天即可指导患者进行关节功能锻炼。关节康复目标是4周内屈曲达到90°，如通过积极的康复锻炼8～10周后仍未达到90%可考虑行关节松解术。松解方式包括麻醉下手法松解及关节镜下关节囊松解。为保证骨折愈合，患者需佩戴可活动铰链支具保护，6周后开始部分负重，并在8～10周时过渡到完全负重。

二、胫骨髁间嵴撕脱性骨折

（一）病因

胫骨髁间嵴骨折的发生率约为3/10万，以8～14岁的青少年最常见。骨折多发生于ACL胫骨附着点，多为高处坠落、车祸及足球、滑雪等运动损伤的结果。由于青少年的髁间嵴尚未完全骨化，力学强度较ACL低，因此，当膝关节受到过伸、外翻、外旋暴力时，更易在髁间嵴发生ACL止点的撕脱性骨折。成年人单纯髁间嵴骨折相对少见，且多为高能量损伤，也更容易伴发半月板、侧副韧带等结构的损伤。

（二）临床评估

1.病史与临床表现

患者多为青少年，有坠落、车祸、运动损伤等膝关节外伤史，表现为膝关节疼痛、肿胀、无法负重、屈伸活动受限。详细了解患者受伤过程有助于准确判断受伤机制及类型。

2.体格检查

体格检查时可见膝关节肿胀、屈伸活动受限、前后方稳定性降低。前抽屉试验和Lachman试验可为阳性。需要注意，在急性损伤时患者可能会因疼痛而无法配合完成上述检查。

3.影像学检查

膝关节X线正、侧位片通常可清楚显示髁间嵴骨折和移位。CT检查可更清楚显示骨折块的形态和移位程度，有助于术者制订更完备的手术计划。MRI检查在诊断交叉韧带、半月板、侧副韧带等软组织损伤时具有优势，有助于术者对损伤程度和范围做出全面评估。

4.诊断与鉴别诊断

根据病史、体格检查及影像学检查结果不难做出正确的诊断。胫骨髁间嵴骨折与ACL撕裂的临床表现相似，但X线平片上后者无骨折移位，可以据此鉴别。

临床上常用Meryers-McKeever分型系统指导治疗，Ⅰ型为无移位的撕脱性骨折；Ⅱ型为部分移位性骨折，骨折块前1/3或1/2移位，但后方仍与胫骨相连；Ⅲ型为完全移位骨折，又分为2个亚型，ⅢA型为单纯完全移位性骨折，ⅢB型为完全移位并伴有旋转的骨折；Ⅳ型为完全移位、粉碎性骨折。

（三）治疗

1.非手术治疗

胫骨髁间嵴骨折的治疗方式取决于骨折块的移位程度、有无关节内伴发损伤等多种因素。一般认为，Ⅰ型骨折较为稳定，可选择非手术治疗。但其他类型的骨折是否可选择非手术治疗仍存在争议。有研究认为，骨折块移位＞5mm者，非手术治疗后发生骨折块移位、畸形愈合、不愈合、关节不稳等并发症的风险较高。鉴于这些并发症最终仍需手术治疗，选择早期手术可能获益更多。非手术治疗时，需用长腿石膏托或支具将膝关节固定于接近伸直位4～6周，待骨折愈合后再开始关节屈伸功能锻炼。

2.手术治疗

非手术治疗需要长时间固定膝关节，不利于患者进行早期功能康复，且有发生关节僵硬、骨折不愈合、关节不稳等并发症的可能，因此目前多数学者对手术治疗持更为积极的态度。手术指征包括：移位＞5mm的Ⅱ型骨折，所有Ⅲ型、Ⅳ型骨折，以及部分非手术治疗失败的Ⅰ型骨折。通过手术可将骨折块准确复位、牢固固定，并允许膝关节早期进行屈伸运动，有利于患者尽早重返正常生活。

近年来，随着关节镜技术的进步及内固定物的成熟，关节镜下髁间嵴骨折内固定术在临床上的应用日益普遍，可选择的内固定材料包括缝线、螺钉、带线锚钉等。由于胫骨髁间嵴骨折多发生于骨骺尚未闭合的青少年，手术时应谨慎操作。

（四）手术技术

1.螺钉固定技术

螺钉固定技术简单、可靠，在传统切开复位术及关节镜手术中均可获得坚强的固定，允许患者在术后早期开始功能锻炼。

手术时建立膝关节标准前内、前外侧入口，清理关节腔血肿后，完整探查关节腔并测试关节稳定性，评估半月板、侧副韧带、关节软骨有无损伤；进一步清理骨折块及髁间嵴骨床，使用关节腔探针等工具试复位骨折块。如位置满意，可将膝关节屈曲至90°，同时将小腿轻度外旋，紧贴髌骨下极建立经髌腱入口，与关节面呈45°角打入克氏针临时固定骨块。关节镜和X线透视双重检查复位满意后，沿导针方向拧入空心拉力螺钉、注意螺钉不能穿透胫骨后方骨皮质，以免损伤血管和神经。再次在关节镜及X线透视下检查无误后，清洗关节腔、关闭切口。

由于金属螺钉固定需要穿过骨折块，因此该术式仅适用于骨折块体积较大的Ⅱ型及Ⅲ型骨折，不适用于Ⅳ型粉碎性骨折，也不适用于骨骺尚未闭合的儿童。此外，螺钉固定还存在髁间窝撞击、医源性骨折块碎裂、需二次手术取出等与内植物相关的各种不足。

2.缝线固定技术

与螺钉固定相比，缝线固定无须穿过骨块，因此适应证更为广泛，即使是在Ⅳ型粉碎性骨折中应用，同样可获得良好的效果。

术中首先建立标准前内、前外侧入口，清理关节腔后完成伤情评估，进一步对骨折块及胫骨髁间嵴骨床进行清理和新鲜化；试复位满意后，可用探针或克氏针临时固定骨块，使用肩关节过线器在ACL紧贴胫骨侧附着点的位置，引入PDS缝线，并用逆行过线技术将高强度缝线穿过ACL，重复上述操作步骤引入第2根高强度缝线。使用ACL重建导向器自胫骨结节前内侧向骨折块方向并排建立2个骨隧道，两者间距离1~2cm。将2根穿ACL的高强度缝线的内侧头从内侧隧道引出，外侧头自外侧隧道引出，也可将内、外侧头在ACL前方交叉后自对侧隧道引出。在膝关节伸直位，抽紧缝线，镜下探查ACL张力满意后，在骨隧道外将缝线的内、外侧头交叉打结，也可将缝线穿过纽扣钢板后再打结，以减少缝线对隧道间骨桥的切割。对于骨骺尚未闭合的患者，需在X线透视下调整导向器的位置，以确保骨隧道未穿过骨骺。打结后再次检查ACL的张力及关节的稳定性，关闭切口，给患者佩戴膝关节可活动支具保护。

缝线固定时ACL张力评估至关重要，太紧可能会造成关节僵硬，太松则残余关节不稳。此外，也有术后骨折不愈合及骨骺损伤的报道。

3.锚钉固定技术

锚钉固定技术已在肩关节镜治疗领域应用多年，具有使用方便、固定可靠的优点，近年来被尝试用于治疗胫骨髁间嵴撕脱性骨折，同样获得了满意的疗效。与缝线固定相似，其适应证广泛。由于锚钉体积小、植入位置较浅，可安全地用于骨骺尚未闭合的青少年患者，且经多年发展、改良，锚钉品种齐全、应用方法多样，根据需要可灵活选择单排、双排、无结等缝合固定方式。

手术时先行关节腔清理，并行骨折块及骨床准备，可在髁间嵴内侧骨折边缘开道后植入带线锚钉，用过线器将缝线紧贴骨性附着点穿过ACL，打结行单排固定；也可将缝线穿过ACL后，在髁间嵴外侧骨折缘以外排锚钉将尾线挤压固定，即行双排固定；也可选择单独使用外排锚钉，将穿过ACL的高强度缝线挤压固定于骨床。

（五）康复原则及要点

患者术后佩戴可调节活动范围的膝关节支具，伸直位固定2周，早期开始下肢肌肉等长收缩训练。2周后开始逐渐增加屈伸活动的范围，8～10周时获得完全的活动范围。为防止骨折块移位，从第4周开始方允许部分负重，第8周开始完全负重。

三、髌骨骨折

（一）病因

髌骨骨折约占全身骨折的1%，按损伤机制可分为直接损伤和间接损伤。间接损伤更为常见，多为低能量损伤。典型的损伤机制是膝关节半屈曲位时股四头肌剧烈收缩，收缩力超过髌骨的强度而导致横形骨折，可同时伴有髌骨旁支持带的撕裂。直接损伤多为高能量损伤，可伴有股骨干、股骨远端等部位损伤，此时支持带通常完整。

（二）临床评估

1.病史与临床表现

患者常有摔倒或膝关节前方直接撞击的外伤史。膝关节肿胀、疼痛、屈伸活动受限，无法行走。

2.体格检查

可见膝关节肿胀、前方有淤血，髌骨压痛，分离移位明显者可触及骨折凹陷。患者通常无法主动伸膝。

3.影像学检查

应拍摄膝关节X线标准正、侧及轴位片。侧位片可清楚显示横形骨折及其移位程度，膝关节屈曲45°轴位片有助于显示纵形骨折。在诊断有困难时，可选择行CT及MRI检查，其中MRI检查有助于发现股四头肌腱、髌腱、支持带等软组织损伤。

4.诊断与鉴别诊断

根据外伤史、体格检查及影像学检查结果可做出正确的诊断。根据骨折线的方向，髌骨骨折可分为横形、纵形、粉碎性及撕脱性骨折4种类型，其中横形骨折最常见，可占总数的2/3，多为间接暴力所致。注意与先天性二分髌骨相鉴别，后者在X线平片上副髌骨通常位于主髌骨外上极，两者边缘清晰、整齐。患者虽有外伤史，但局部压痛往往不剧烈。

（三）治疗

1.非手术治疗

非手术治疗适用于骨折移位不明显、关节面没有明显台阶样改变的患者。可用长腿石膏托或支具将膝关节固定于屈曲10°位，制动时间以4～6周为宜，固定期间允许患肢部分负重，并鼓励患者早期行股四头肌等长收缩训练。随访X线平片了解愈合情况，去除固定物后即可开始行膝关节的屈伸功能锻炼。

2.手术治疗

当髌骨骨折为开放性、骨折块分离≥3mm、关节面台阶≥2mm时均需选择手术治疗。手术治疗的优势在于复位精确、固定牢靠，有利于患者早期开始功能锻炼，从而能够更好地保存关节功能。手术方式包括切开复位内固定、外固定和髌骨切除（部分或全部）等。切开复位内固定应用最为广泛，常用的固定方式包括克氏针加张力带固定、钢丝环扎、空心拉力螺钉加张力带固定等。

近年来，随着关节镜技术的逐渐成熟，关节镜下经皮螺钉固定横形髌骨骨折获得了良好的疗效。应用关节镜不仅可减少手术创伤，加快患者的康复速度，更有助于获得平整的关节面，减少远期创伤性关节炎的发生。

（四）手术技术

关节镜下经皮螺钉固定适用于横形髌骨骨折。手术时患者取平卧位，先在X线透视下行髌骨骨折复位，并以复位钳维持骨折块位置。建立标准的前内、前外侧入口，行关节腔冲洗、清理，去除血肿及骨、软骨碎屑；镜下检查复位情况，观察关节面是否平整。如有必要，可置入关节镜探针，在关节镜及X线透视双重监视下，进一步撬拨调整骨折块的位置。复位满意后，X线透视下沿髌骨纵轴，垂直于骨折线经皮并排钻入2枚克氏针，随后沿导针方向置入2枚4.0mm空心拉力螺钉，完成固定后屈伸膝关节。镜下再次检查复位及固定的可靠性。彻底清理关节腔后，缝合切口。

（五）康复原则及要点

根据患者骨质条件及固定可靠程度，可为患者选择佩戴可调节角度的膝关节支具，或不佩戴支具。术后次日可开始膝关节屈伸功能锻炼，6周内可行全范围活动。早期即可开始股四头肌主动收缩训练，但抗阻伸膝训练宜推迟至6周以后。

第三节　膝关节半月板损伤

一、病因

（一）急性损伤

半月板急性损伤多由扭转外力引起，当一腿承重，小腿固定在半屈曲、外展位时，身体及大腿猛然内旋，内侧半月板在股骨髁与胫骨之间受到旋转暴力而致撕裂，扭伤时膝关节屈曲程度越大，撕裂部位越靠后。外侧半月板损伤的机制相同，但作用力的方向相反。在严重损伤病例，半月板、交叉韧带和侧副韧带可同时损伤。

（二）关节不稳

膝关节不稳定容易造成半月板损伤，例如ACL损伤后如果没能及时治疗，由于膝关节长期处于不稳定状态，一般都会继发内侧半月板后角或者半月板Ramp区（内侧半月板后角与滑膜的结合部）损伤。

（三）慢性劳损

举重运动员等需要长期负重下蹲的人群半月板后角承受的压力较大，损伤的机会较多，而且以水平撕裂和复合撕裂多见。

（四）发育不良

发育不良导致半月板损伤曾经不被重视，主要有膝关节发育异常和半月板发育异常。膝关节发育异常主要是膝内翻畸形，又称为"O"形腿，常见于中老年女性，由于下肢力线对位不良，内侧膝关节负重过多、压力过大，引起膝关节内侧半月板和软骨的慢性损伤。半月板发育异常是指盘状半月板，因为比正常的半月板又大又厚又宽，尤其是在体部呈盘状而得名。盘状半月板的形态与股骨髁及胫骨平台并不匹配，因此并不利于膝关节的负荷传导，压力常集中于盘状半月板的中央，应力的集中容易造成其过早退行性变，在此基础上发生半月板内的分层撕裂。盘状半月板越肥厚越容易发生。

半月板损伤按照病因分为创伤性损伤和退行性损伤，前者多由扭转等间接暴力引起，常为纵形撕裂及放射状撕裂；后者则由微小创伤和劳损等引起，常为水平撕裂、瓣状撕裂及复合撕裂。常用的分类方法是O'Connor法，按照形态分为纵向撕裂、水平撕裂、斜形撕裂、放射状撕裂以及变异型撕裂，变异型撕裂又分为瓣状撕裂、复合撕裂和退行性变撕裂。长的纵向撕裂可发展为桶柄状撕裂。

二、临床评估

（一）病史与临床表现

多数有明确外伤史，一般见于扭转暴力损伤，损伤后膝关节出现急性疼痛、肿胀和活动受限，可伴有机械性交锁症状。异常或退行性半月板损伤起病不明显，患者常无明确外伤史，膝关节疼痛和肿胀的症状并不明显。

（二）体格检查

局限性关节间隙压痛对半月板损伤的诊断及定位有重要意义。检查时将患者膝关节置于半屈曲位，在膝关节内侧和外侧间隙，沿胫骨髁的上缘即半月板的边缘部用拇指由前往后逐点按压，损伤处会有固定压痛。

半月板损伤的体征很多，最常见的是麦氏征（McMurray sign）阳性。检查时患者仰卧，检查者一手握其小腿踝部，另一手扶住其膝部将髋与膝尽量屈曲，然后使小腿外展、外旋或内收、内旋，逐渐伸直，出现疼痛或响声即为麦氏征阳性，可以根据疼痛和响声来确定损伤的部位。尽管麦氏征对半月板损伤的诊断率不高，但对盘状半月板损伤的诊断仍然很重要。

（三）影像学检查

影像学检查包括X线、B超、CT、关节造影、MRT等。MRI检查是评估半月板损伤最灵敏的影像学检查方法，诊断准确率远高于麦氏征等临床体征，不但可以明确损伤的位置和形态，还可以了解膝关节其他组织损伤的情况。

1.MRI检查序列

半月板MRI检查应该进行膝关节矢状位、冠状位和轴位的扫描。矢状位的扫描层面垂直于股骨髁后缘连线，可以同时观看到半月板的前、后角，但这个扫描位置对ACL显示不够清晰。所以，一般选择斜矢状位，既可以清楚显示半月板，也可以同时显示ACL。冠状位的扫描层面平行于膝关节长轴，可以同时看到内、外侧半月板。轴位的扫描层面平行于半月板，很多医生不重视轴位，其实这个位置对于半月板损伤的诊断也极为重要。

2.正常半月板的MRI表现

正常半月板含有Ⅰ型胶原纤维，不管MRI如何扫描，所有序列半月板成像都呈现为均匀的低信号。由于半月板外周较厚、内侧菲薄，MRI不同切面下半月板的成像表现为类矩形、蝴蝶结形和三角形。

3.病变半月板的MRI表现

半月板出现退行性变和撕裂时，关节液渗透至板内的病变部位，局部质子浓度增高，T_1、T_2值降低，使低信号的半月板内出现局部高信号，但高信号并不等同于损伤（撕裂）。

4.半月板损伤的MRI分级

根据MRI所表现的信号不同，Stoller将半月板损伤分为4级。

（1）0级

正常的半月板，形态规则，表现为均匀一致的低信号。

（2）Ⅰ级

半月板内部出现小灶性的类圆形信号增高影，未达半月板表面；组织学改变为半月板内局限性早期黏液样变性、软骨细胞缺乏或出现少细胞区，代表退行性变。

（3）Ⅱ级

半月板内部出现线形的中等信号增高影，可延伸到半月板的关节囊缘，但未达半月板表面，主要原因是半月板中间穿越纤维区将半月板分为上、下两部分，起到缓冲作用。正常情况下它与半月板的其他部分同为低信号，因而MRI不显像，但半月板的黏液样变性最容易发生在中间穿越纤维区，MRI呈现水平的略高信号线。它是Ⅰ级信号改变的延续，也代表退行性变。

（4）Ⅲ级

半月板内的高信号达到半月板的关节面，通常代表半月板撕裂。Ⅲ级还可进一步分型，ⅢA型指线状高信号达到关节面边缘；ⅢB型指不规则高信号达到关节面边缘。

将半月板改变的信号称为Ⅰ度、Ⅱ度和Ⅲ度损伤给患者造成很大的疑惑及恐慌，统一称为Ⅰ级、Ⅱ级和Ⅲ级信号可能更为合适。

5.半月板损伤的MRI表现

Ⅲ级信号是半月板损伤最基本的表现，只要发现明确的Ⅲ级信号就能确诊。如果发现半月板MRI表现不是正常的体部领结或者前（后）角三角形结构、外形过大或者过小，或者出现外移、脱位、消失等改变，也可以诊断为半月板损伤。

6.常见半月板损伤的MRI表现

（1）半月板纵向撕裂

半月板的撕裂口垂直于半月板表面，一般多见于半月板后角以及体部的红-红区、红-白区，长的纵向撕裂常发展为桶柄状撕裂。MRI的冠状位、矢状位上可见到与半月板长轴方向平行并与胫骨平台垂直的Ⅲ级信号。外侧半月板腘肌腱区的纵向撕裂易与腘肌腱裂孔混淆，须注意鉴别。

（2）半月板斜形撕裂

指半月板内侧游离缘斜形走向体部的全层撕裂，长的斜形撕裂可形成瓣状撕裂，以半月板后角、体部多见。MRI的冠状位、矢状位上可见到Ⅲ级信号的方向与胫骨平台成一定角度。

（3）半月板水平撕裂

又称为层裂、鱼嘴样撕裂，是指半月板横行位的撕裂，累及半月板游离缘至滑膜面，使半月板分成上、下两层，以内侧半月板后角、腘肌腱区及盘状半月板多见，常无外伤史。MRI表现为水平线样高信号与胫骨平台平行，累及半月板的游离缘。盘状半月板MRI检查一般都出现水平撕裂，越肥厚越容易出现。半月板囊肿常合并有水平撕裂，因此临床医生不要满足于半月板囊肿的诊断，应该认真阅片，看是否有半月板水平撕裂。

（4）半月板放射状撕裂

半月板放射状撕裂犹如车轮一样，撕裂同时垂直于半月板的长轴和胫骨平台，好发于内侧半月板后角、半月板腘肌腱区等处。MRI除了显示高信号的方向与半月板的长轴方向垂直外，因损伤程度、位置和扫描方位而不同，会出现半月板截断、缩短、消失等征象。

（5）半月板桶柄状撕裂

桶柄状撕裂后半月板一分为二，未移位的外侧片为桶，被推移或翻转至髁间窝的内侧部分相当于柄，一般内侧多于外侧，常合并ACL损伤。MRI上的表现有以下特征：①碎块内移征：冠状位或矢状位上髁间窝内可见条状或团块状低信号半月板碎块影。②外周残半月板征：冠状位上外围的半月板（母体）明显变小，其内信号可异常或无异常。③双PCL征：矢状位上PCL的前下方出现与之平行的低信号条状阴影，实际上是撕裂的内侧半月板向髁间窝内移至PCL的前下方所致。④空领结征：矢状位上正常半月板用4~5mm层厚扫描，可见到至少2个层面的半月板呈"领结样"。半月板桶柄状撕裂后，有一部分移位至髁间窝，仅有小部分残留，因此很少能见到完整的"领结"形态。⑤半月板翻转征：矢状位上在半月板前角后方又出现边界清晰的半月板结构，后角变短或消失，也称为双前角征或双峰征。⑥双ACL征：矢状位上ACL的前方或后方出现低信号条状阴影。

（6）外侧半月板后根损伤

常是ACL损伤的合并伤。MRI上的表现有以下特征：①冠状位：可见到外侧半月板后角靠近止点处有垂直线性缺损，也称为截断征或裂隙征。②矢状位：可见到外侧半月板后角缺失，也称为幽灵征或者空半月板征。③轴位：可见到在外侧半月板后根处高信号，也称为横向线性缺损，分离移位者更加明显，这对外侧半月板后根损伤的诊断有非常重要的作用，但往往被忽视。

（7）内侧半月板后根损伤

一般都是膝关节退行性变导致膝内翻引起，中老年女性多见。MRI上的表现有以下特征：①组织变性：半月板后角退行性变严重、范围广，邻近软骨可有损伤。②横向线性缺损：轴位上可见到内侧半月板后根处有一裂隙不连续。③垂直线性缺损：冠状位上可看到一裂隙出现在PCL和半月板之间，通常为高信号线状影。④半月板缺失：矢状位上半月板后角信号在PCL前方突然消失或被高信号填充。⑤体部外突：冠状位上内侧半月板向关节外移位>1mm为阳性，根部损伤患者半月板外移常>3mm，也称为半月板挤压征。

（8）盘状半月板

盘状半月板因为比正常半月板大、厚、宽，所以MRI上的典型特征是矢状位上连续出现3个及以上层面显示半月板前后角相连（即所谓的"蝴蝶结"），冠状位显示为一个长条形或"哑铃状"的信号。但要保证MRI检查时是采用标准的5mm层厚扫描，否则结果就不可信。盘状半月板严重撕裂者往往不会出现矢状位上3个及以上的"蝴蝶结"和冠状位上的长条形或"哑铃状"信号，必须加以鉴别。

（四）诊断与鉴别诊断

半月板损伤的诊断需要病史、症状、体征以及影像学检查相结合，其中关节间隙的疼痛及局限性压痛对临床有重要的意义。MRI对半月板损伤的诊断有较高的准确率，信号及形态的改变是半月板损伤的直接表现，只要在MRI上发现这些改变，就能够诊断半月板损伤。如果发现半月板的邻近组织有病变，应该推测半月板可能有损伤，但这些表现是间接的，还需要补充其他证据来佐证。例如与半月板毗邻的软骨出现明显的损伤改变，应该想到该处的半月板可能也有损伤；如果已经发现了半月板囊肿，也应该推测到该处的半月板有损伤，这样的阅片方法目的性更强，准确率也更高。此外还应该从发病机制诊断半月板损伤，例如新鲜的ACL损伤，MRI上有明显的"接吻征"，应该想到有外侧半月板后根撕裂的可能；相反，如果是一个受伤时间较长的陈旧ACL损伤，应该想到有内侧半月板后角损伤或者Ramp区损伤的可能，通过这样的思考，诊断才可能更加准确全面。

临床上要注意将半月板损伤与膝关节骨关节炎等引起的半月板改变相鉴别。这种情况下的半月板撕裂仅仅是骨关节炎众多病理改变中的一个，不要简单地将其诊断为半月板损伤。

三、治疗

半月板损伤很少情况下能非手术治疗。手术治疗已由切开治疗发展为关节镜下微创治疗，由传统的半月板全切除发展为半月板部分切除、半月板缝合修复等个性化治疗方式。由于半月板对膝关节功能的重要性，尽可能多地保留半月板原有结构，减少半月板切除部分，已成为治疗半月板损伤的共识与原则。处理半月板之前要恢复膝关节的正常力线及稳定，这是半月板手术成败的前提，因此，对合并膝内翻等畸形者需要进行截骨手术，对ACL损伤者需要进行韧带重建手术等。

（一）非手术治疗

发生在半月板红-红区的、小的、无移位或者不完全撕裂在损伤初期给予恰当处理是能够愈合的，这也是非手术治疗的指征。治疗措施包括佩戴支具或者石膏固定4~6周，允许患者扶拐杖部分负重行走，固定期间进行股四头肌功能锻炼，去除固定后进行膝关节康复训练。但临床上很难对半月板是否在红-红区损伤做出定位诊断，对撕裂大小及是否完全撕裂更难做出定性诊断，所以，非手术治疗是否能够获得愈合不太明确。

（二）手术治疗

半月板手术必须遵循缝合、部分切除、次全切除、全切除的次序，因此，半月板手术处理前必须通

过关节镜检查明确半月板损伤的部位、类型等情况，判断是否能够进行半月板修复，确定不能修复时再考虑进行半月板切除手术。

1.半月板切除

开放式半月板全部切除手术有较好的早期疗效而曾经成为标准的手术。之后逐渐有人提出质疑，1948年，Fairbank获得了半月板切除术后最终将导致骨关节炎发生的影像学证据。1962年，日本的渡边正义首次报道了关节镜下半月板部分切除术，该手术因微创、风险较低以及功能恢复快，成为近代运动医学经典术式并开展至今。目前，对于患者年龄较大、退行性病变撕裂、复合撕裂等，仍然进行半月板切除手术。在保证半月板残留边缘光滑、稳定、接近正常半月板形态的前提下，尽量多保留半月板组织是半月板切除手术的原则。

O'Connor将半月板切除分为部分切除、次全切除和全切除3种类型。半月板部分切除术仅切除松动不稳定的半月板碎片，例如桶柄状撕裂的内侧缘、瓣状撕裂的瓣或斜行撕裂的瓣，保留稳定的半月板边缘组织。半月板次全切除术用于因撕裂的类型和范围而需要切除部分半月板边缘的病例；所谓"次全"是因为在大多数病例中保留了半月板的前角和中间1/3部分，常见于半月板后角的复合撕裂或退行性变撕裂。如果半月板与其周边滑膜附着部位脱离，并且半月板内病变和

撕裂较广泛，则需要行半月板全切除术。

2.半月板缝合

自首次进行半月板损伤缝合修复术以来，经历了从开放至镜下、从单一方法至多种方法、从一片质疑到逐步认可的漫长过程。如今，关节镜下半月板缝合修复技术已经非常成熟并普及。

经典的半月板缝合适应证只有红-红区的纵向撕裂，随着设备的改进、技术的提高，适应证也在扩展，目前常见的可修复的半月板撕裂包括半月板桶柄状撕裂（或纵向撕裂）、内侧半月板后角Ramp区损伤、半月板后根损伤、部分放射状撕裂、外侧半月板囊肿、盘状半月板成形后残留的撕裂等，可修复的半月板损伤往往合并ACL损伤。但缝合时还需要考虑患者的年龄、病程、下肢力线、合并损伤等诸多因素，缝合的最终目的是半月板损伤得到愈合，不能为了缝合而缝合。常用的缝合方法有以下3种：

（1）由外而内缝合：缝合时缝线通过穿刺针从膝关节外侧穿过皮肤、关节囊和半月板的外缘，再穿过撕裂的半月板内侧移位部分进入关节，然后通过第2针送入的线环或引线将缝线引出关节外，用缝线自身的两端在关节囊表面打结，完成一组缝合。重复此缝合步骤修复撕裂的半月板。该方法的优点是简便，采用普通注射针头或腰椎穿刺针即可，也可以采用专门的缝合套件。但是需要辅助切口，缝合比较费时，不能控制关节内半月板的出针口，缝合不够整齐。适用于半月板的前角和体部的损伤，对半月板后角损伤不适用。

（2）由内而外缝合：该技术是半月板缝合的基本技术，由缝合长针及套管来完成。缝合长针有两种，即两缝合针之间连接有不可吸收线的一次性缝合针和尾端有孔由术者自行穿线可反复使用的缝合针。缝合时关节镜直视下经前入口插入套管，套管置入定位在距半月板边缘3~4mm处，经套管插入缝合长针，于断端纵向垂直缝合半月板并穿至关节囊外，将缝线引出；第2针距第1针稍偏向外侧进针，使两针形成一组水平或垂直褥式缝合，然后将线结打在关节囊外。该方法正好与由外而内缝合方法相反，从关节内向关节外穿针引线，也在关节外打结固定，它可以控制关节内半月板的进针部位，缝合更加整齐可靠。但手术中缝合长针从关节内穿出到关节外时，有可能损伤隐神经、腓总神经和腘动脉，因此需要添加后内侧或后外侧辅助切口，放置牵引器加以保护。适用于半月板前角、体部及后角的撕裂。

（3）全关节内缝合：全关节内缝合技术有缝合器技术、缝合钩技术、缝合钳技术、缝合锚技术和经骨道技术等方法，由于不需辅助切口、操作简单、创伤小、手术时间短等优点，适用于半月板后角、体部损伤，也适用于前角损伤，但需要专门的手术器械。

①缝合器技术：是最常用的全关节内缝合技术，由于操作简便、快捷而深受广大医生欢迎。目前快速锁定缝合器（rapid-loc）、快速固定缝合器（fast-fix）等比较常用，特别适用于半月板后角等损伤。该技术有移植物破裂、软骨损伤、容易损伤后方血管等缺点，而且费用昂贵。

②缝合钩技术：是常用的半月板全关节内缝合方法之一，由于涉及半月板显露、钩头选择、缝合、推过线、理线、打结、剪线等一系列操作，对手术医生的要求较高，学习曲线稍长。但使用广泛，价格低廉，熟练后操作方便、快捷，可用于内侧半月板后角的Ramp区损伤、外侧半月板后根损伤、外侧半月板腘肌腱区的撕裂，半月板前角纵向撕裂和半月板放射状撕裂等。

③缝合粗技术：来源于肩关节镜技术，很多医生感到肩袖的缝合钳使用方便、快捷便将其挪用于半月板损伤的缝合。如今市场上已经有了更为精细的、专门的半月板缝合钳销售。由于缝合钳技术简化了操作，大大缩短了手术时间，特别适用于较难缝合的半月板后根、腘肌腱区等部位的损伤，常配合经骨道缝合技术使用。

④缝合锚技术：利用缝合锚钉修补方法治疗内侧半月板后根部损伤，通过增加后内侧入路，在内侧半月板后根部足印区打入锚钉，再利用缝合钩或者缝合钳穿刺过线、打结，完成缝合固定。缝合锚技术是一个很好的方法，但不管是内侧还是外侧半月板后根的损伤，缝合锚技术都存在无合适入路、置入困难、拧入锚钉无法垂直骨面等诸多问题，除非锚钉的制作发生革命性的改变或者有了更好的手术入路选择，否则其很难成为一个简单、便捷并广泛使用的方法。

⑤经骨道技术：是全关节内缝合方法中比较特殊的一种技术，最先用于半月板根部损伤的修复。2006年，报道了经骨道缝合的方法来修复内侧半月板后根损伤，对半月板根部损伤的治疗有了革命性的改变。同年，也报道了经骨道缝合方法修复外侧半月板后根。由于外侧半月板后根损伤的发病率更高、需要修复的机会更多、修复相对内侧而言更容易，所以相关文献报道多。手术时需要将半月板后根止点处的软骨刮除，用ACL胫骨瞄准器或者专门的瞄准器瞄准钻隧道，还需

利用缝合钩、缝合钳等穿刺、过线，然后将缝线经骨道拉至胫骨结节内侧打结固定。目前该技术还被用于半月板体部放射状撕裂、半月板脱位、半月板移植等手术，均取得了较好的临床疗效。

四、康复

康复训练对半月板手术后的恢复极为重要。半月板切除手术后4周内主要是控制膝关节肿痛，尽快进行踝泵、股四头肌收缩及膝关节屈伸锻炼；术后5~8周争取膝关节能够完全屈伸，恢复日常活动；术后9~12周应恢复正常生活，并进行强化训练；术后13周及以后争取膝关节力量的恢复，逐渐重返体育运动。

半月板缝合修复手术与半月板切除手术不同，需要给予适当的保护以利于半月板愈合，所以术后需佩戴支具及扶拐保护6周左右，术后6周内屈膝不要超过90°，半年内避免全蹲及跑步，其余的康复训练方法参照上述半月板切除手术。

第四节　前交叉韧带损伤

前交叉韧带（ACL）是膝关节的静力性稳定结构，对膝关节的稳定起着至关重要的作用。ACL断裂后可以产生明显的膝关节不稳，严重影响膝关节的运动功能，随之继发关节软骨、半月板等结构损伤，导致关节退行性变和骨关节炎。ACL断裂是骨科运动医学的常见疾病。

临床实践与研究结果表明，ACL断裂后应尽早重建，以恢复膝关节的稳定性。在过去的30多年间，关节镜下ACL重建已成为ACL断裂的主要治疗方法。ACL重建技术和理论经过不断发展，渐趋成熟。

一、病因

ACL断裂常发生于如足球、篮球、滑雪等膝关节负荷较大、需要扭转动作的体育运动中。在ACL的损伤机制中，非接触性损伤最为多见，由减速、落地、加速和后退等动作导致；接触性损伤则常涉及膝外翻伤，多伴随半月板和内侧副韧带的损伤。

几项针对ACL损伤因素的研究发现，这种损伤与髁间窝狭窄存在关联。Souryal和Freeman对902名运动员进行了前瞻性研究，发现ACL撕裂运动员与未发生ACL撕裂运动员相比他们的髁间窝宽度具有统计学意义。Harner等将31名非接触性双侧ACL损伤患者与23名无膝关节损伤史的对照者进行比较，下肢CT检查分析显示，膝关节损伤组股骨外侧髁明显宽大，可能是导致髁间窝狭窄的主要原因。最近的一项荟萃分析表明，髁间窝宽度减少或狭窄是ACL损伤的易发因素。一项比较有或没有ACL撕裂的男性和女性髁间窝宽度的研究发现，女性的髁间窝宽度比男性窄，ACL撕裂患者的髁间窝宽度比对照者窄。这些研究结果可以使我们早期识别出单侧，尤其是双侧ACL撕裂风险增加的个体。此外，这可能是女性运动员ACL撕裂发生率较高的原因之一。在一些双束重建的女性翻修患者中，明确发现髁间窝狭窄是再撕裂的重要因素。

女性ACL损伤的原因一直是人们关注的焦点。调查受伤率的研究指出，在相同的运动项目中，女性发生ACL损伤的次数是男性的4~8倍。造成这种差异的可能原因有外在因素（如肌肉强度）和内在因素（如关节松弛、髁间窝宽度、膝关节外侧关节腔内的压力增加和承受负荷的刚度降低）。胫骨平台外侧坡度每增加一个等级，女性ACL损伤的风险则会增加21.7%。然而目前几乎没有客观证据能够支持这一假说。一项最近的荟萃分析显示，肌肉的训练和强化可以降低女运动员ACL损伤的风险，尤其是18岁以下的女运动员。

ACL撕裂时的相关损伤会影响手术处理和预后。与跳跃机制相关的损伤表现出明显较高的半月板撕裂率。Bowers等查阅了他们的ACL损伤数据库中的患者身高、体重和体重指数（BMI）。在ACL重建时，这3个变量的增加都与关节相关疾病的发生率升高有关。因此，有理由认为，通过减轻体重和BMI，患者可以减少相关损伤，改善ACL重建的预后。

二、临床评估

（一）病史与临床表现

1.病史

ACL损伤患者的典型病史是有外伤史，患者通常会描述自己曾在进行膝关节扭转运动时经历减速性的损伤。

2.临床表现

ACL急性损伤时，可能有韧带撕裂声、膝关节剧痛，然后很快出现明显肿胀，导致膝关节伸直、屈曲受限。慢性损伤多表现为运动时膝关节不稳定，在运动中出现膝关节错动感或打软腿，尤其是在急转、急停或变速折返运动时，一般正常直行多无不稳定。慢性ACL损伤常伴发半月板、软骨和骨关节炎的发生和发展，患者有膝关节疼痛、关节交锁等症状。

（二）体格检查

体格检查包括常规膝关节检查（如有无肿胀、畸形、压痛点，以及关节活动度和大腿肌肉维度等）和以下特殊检查。

1.前抽屉试验（ADT）

患者平卧，髋关节屈曲45°，膝关节屈曲90°，放松下肢肌肉。检查者坐在患者足部（方便固定其下肢），双手握住其胫骨上段，分别在中立位、内旋位、外旋位向前牵拉。根据胫骨相对于股骨前移的程度与健侧做比较并进行分度：前移0～5mm为Ⅰ度，5～10mm为Ⅱ度，＞10mm为Ⅲ度。

有研究报道，ADT假阴性率较高，分析存在以下原因：

（1）急性损伤患者由于关节内血肿，膝关节剧烈疼痛等原因，膝关节屈曲到90°时疼痛加剧，膝关节周围肌肉紧张。

（2）膝关节屈曲到90°时，附着于胫骨的内侧半月板前后角贴在内侧股骨髁的凸面，起到"门楔子"的作用，阻止胫骨前移，因而出现假阴性。另外，半月板的阻挡和大腿的不完全固定可能使硬性或软性止点无法分辨，即无法分辨是韧带的完全撕裂、不完全撕裂还是无韧带撕裂的关节囊松弛。

（3）后交叉韧带（PCL）松弛或断裂时，会导致检查者误判，认为ADT阳性的关节不稳、胫骨前移仅仅是因为股骨从下沉处返回至中立起始位置。

2.Lachman试验

作为评估ACL损伤最常用的检查方法，灵敏度较高。患者平卧，膝关节屈曲20°。检查者站在其患侧，嘱其放松肌肉，一只手固定其大腿下段，另一只手握住其胫骨上段，前后错动膝关节，根据胫骨前移的程度（参考ADT分度）以及是否有软/硬性止点进行判断。Lachman试验阳性并伴有软性止点，考虑ACL完全断裂；Lachman试验阳性并伴有硬性止点，考虑ACL部分损伤；Lachman试验阴性并伴有硬性止点，考虑ACL正常。

与ADT比较，Lachman试验能够检查急性期由于关节内积血、关节疼痛无法屈曲到90°的患者。而且由于没有半月板的阻挡，检查准确率明显提高，同时能够更准确地体会到韧带的止点感觉。

3.轴移试验

行轴移试验（PST）时患者平卧，放松肌肉，检查者立于其患侧，一只手握住其患侧足部，另一只手固定于患侧小腿上段，施加轴向、外翻和内旋力量，同时缓慢屈曲膝关节，如出现膝关节轴向错动感为阳性。检查者的主观感觉和患者放松程度对PST的结果影响较大。

PST的原理是对膝关节施加一个外翻、内旋力矩，沿内侧副韧带产生一个拉力负荷，以及对外侧面产生一个压力负荷，当膝关节承受外翻力矩、从完全伸直到屈曲时，胫骨外侧平台因内旋倾斜而承受一个向前脱位的力，若ACL未断裂，能抵抗这个力量，可防止胫骨向前半脱位；若ACL断裂，不能抵抗这个力量，则外侧胫骨平台向前方半脱位、胫骨内旋，常发生在膝关节屈曲20°～40°时。

4.杠杆试验

行杠杆试验（lever test）时患者平卧，检查者立于其患侧，一只手握拳置于其患侧小腿近端1/3处约腓骨小头下方平面使膝关节屈曲20%另一只手置于大腿远端髌骨上极处施加一垂直向下的压力。正常ACL因连续性良好可在被施加向下作用力时，产生杠杆作用，带动足跟离开床面；ACL损伤时因韧带连续性中断，在股骨远端施加向下作用力时，因不能产生杠杆作用，足跟无法离开床面，为杠杆试验阳性。

最近研究发现，在上述4种试验中，杠杆试验的特异性最高，特别是对于肢体粗壮患者和膝关节半月板桶柄样撕裂交锁患者。改良杠杆试验与传统杠杆试验的操作方法相比，改良试验更加精确。陈世益等对传统杠杆试验进行了改良，使精确性明显提高，假阴性率下降40%。

改良杠杆试验在小腿上段相当于胫骨结节水平后方处作为杠杆支点，在股骨下端相当于髌骨上缘处施加向下的压力。如果无法使足跟离开床面，为试验阳性，表明ACL断裂；如果能够使足跟离开床面，为试验阴性，表明ACL完整。传统杠杆试验在小腿中上1/3处作为杠杆支点，无论向下压力的施力点在髌骨上缘还是在股中下1/3，均能相对容易地抬起足跟，造成假阴性。

（三）胫骨前移程度测量

KT-1000或2000关节动度测量仪是通过定量测量胫骨前移程度来判断ACL损伤与否的有效工具。测量时患者取仰卧位，先测量健侧，后测量患侧。方法：双腿置于仪器股骨支撑平台上，调节平台高度使膝关节被动屈曲30°，双足跟置于足底支撑平台上，外踝紧贴双侧挡板，保证小腿外旋约15°。确认关节测量仪上的关节线刻度位置对准膝关节的关节线，固定关节测量仪。调零刻度转盘，嘱患者放松肌肉。测量时检查者一只手握髌骨挡板稳定髌骨，另一只手通过拉手对小腿施加前向拉力，随拉力增加可依次听到3声不同音调的声响，分别反映前向拉力大小为15lb（6.8kg）、20lb（9kg）和30lb（13.6kg）。测量结束后比较双侧结果。正常个体的ACL双侧前向松弛度测量差值<2mm，如>3mm即有病理意义，>5mm提示为ACL完全断裂。若患侧数值较健侧>3mm即为阳性结果。

（四）影像学检查

1.X线和CT

应常规进行膝关节X线检查，以评估撕脱性骨折、骨骺情况及关节退行性变等骨性结构情况。必要时进行CT检查以更详细地评估骨性结构。三维CT重建观察髁间窝形态与骨嵴，在翻修手术前对判断骨道位置有重要参考价值。

2.MRI

MRI检查对软组织分辨率和敏感性高的特点使其成为目前ACL损伤最为重要的影像学检查方法，还可以同时评估伴随的损伤，如半月板损伤、软骨损伤及其他韧带损伤等。

由于ACL的解剖特点，常规MRI扫描方向无法满足精确诊断的需要，因此沿ACL的方向扫描对于诊断有重要的作用。MRI影像上正常的ACL是起自股骨外侧髁内侧面，斜向前内侧走行，止于胫骨髁间隆起前方的　条边缘清晰、光滑、具有张力感的低信号带。连续性中断是ACL断裂最直观的表现。ACL断裂的MRI诊断标准如下：

第一，ACL前缘呈不规则波浪状。

第二，T_2WI成像中ACL信号内有高信号。

第三，矢状面上ACL信号不连续。

第四，当伴有上述征象之一时，前部呈弓状的PCL可支持ACL撕裂。

MRI检查不可作为ACL断裂的唯一诊断标准，临床上有部分ACL断裂后残端移位不明显，而是以瘢痕黏附于PCL或股骨髁的内侧面。该类情况需要临床医生对正常ACL的影像有清晰的认识，可以通过冠状位和矢状位上ACL的方向和角度来辨别，更重要的是与临床体格检查及病史三者结合以诊断。

三、治疗

（一）治疗原则

ACL损伤的治疗原则是恢复患者膝关节稳定性，减少并发症，使患者尽可能恢复到受伤以前的关节运动学功能。

（二）非手术治疗

ACL部分损伤、运动时无膝关节不稳定的患者，ACL完全断裂但身体状况不适合手术的患者，ACL完全断裂但无运动需求的患者都可以采取非手术治疗。

对于那些对膝关节活动要求不高并且不参加体育运动的人来说，非手术治疗是一个可以考虑的选择，因为这一群体患者的活动量造成的膝关节持续不稳定的概率较小。非手术治疗的初始治疗目标是减少肿胀，恢复膝关节运动功能，然后进行力量和稳定性训练，整个治疗过程必须有经验丰富的物理治疗师指导。接受非手术治疗的ACL完全撕裂患者中，70%的患者可以恢复单一方向的运动。在接受了加强腿部肌肉锻炼的项目后，59%的患者恢复了体育活动。然而，非手术治疗患者的膝关节在进行突然停止和旋转运动时表现不佳。Buss等评估了非手术治疗的老年、低需求患者急性、完整ACL损伤的治疗结果并指出，患者能够继续进行中等需求的运动。该研究的平均随访时间为46个月。

非手术治疗方法包括早期患肢固定，针对疼痛、肿胀等进行对症治疗，进行肌力训练和活动度锻炼等，必要时可以使用护膝辅助。

（三）手术治疗

ACL撕裂是否重建的决定不仅应基于有无膝关节不稳定症状，还应基于患者的生活方式和活动需求。在Fithian等对ACL重建的前瞻性非随机试验中，58例患者被分为低、中、高活动度组，中、高活动度组进行重建。在平均6.6年的随访中，早期重建可降低膝关节松弛、不稳定、晚期半月板撕裂和进一步手术的发生率。

近年来许多临床医生在实践中没有严格遵循基于年龄和运动需求的指导原则，因为整体活动水平才是最重要的指标。人们普遍认为，年轻人对活动水平要求高，因而对膝关节康复水平要求更高。然而，也有许多老年人参加高水平的休闲体育活动，如高尔夫、网球、乒乓球、保龄球等，而且时间更长。因此，年龄本身不应该是ACL重建的禁忌证。97%的40岁以上患者ACL重建后的良好或优秀结果，平均随访55个月。参与该项研究的所有患者都对手术感到满意，大多数患者都能完全恢复体育活动，包括网球和滑雪运动。

对于愿意接受久坐不动生活方式和降低活动水平的患者，可以考虑非手术治疗，并接受门诊康复计划。还有一种理想化的选择是，先对所有ACL撕裂的患者进行非手术治疗，并对这种治疗方法失败的患者进行重建。这种方法可能需要几个月的观察期来决定是否需要行重建手术。事实上，大多数患者不愿意接受这段时间的保守治疗。因此，我们建议对日常活动需求较大的有症状患者进行早期重建。如果把早期重建和保守康复与延迟重建做比较就会发现，早期重建成本更低、效率更高。对于这些患者，早期重建手术的目的是在不进一步损伤膝关节的基础上使他们恢复日常活动。

ACL重建最早的手术方式是由Hey Groves于1917年提出的"阔筋膜过顶法"。随后相继出现了鹅足转位术、髂胫束固定术及其他术式。1936年Campbell采用髌韧带重建ACL的手术方式；1937年Whereas Macey报道了采用半腱肌腱重建ACL的手术方式；1981年Lipscomb报道了使用半腱肌腱和股薄肌腱重建ACL的手术方式；1983年Zaricznyj报道了使用对折的半腱肌腱作为移植物的重建方法。以上手术方式均为开放性手术，手术过程复杂、创伤大、并发症较多，且术后恢复多不理想。

随着关节镜技术的出现和迅猛发展，ACL重建手术也有了新的飞跃，人们对ACL重建手术的认识和手术方式的思考也进入了新境界，如解剖重建、等长重建、保残重建等。关节镜下ACL重建手术具有创伤小、视野好、术中定位准确、并发症少、术后康复快等优势。目前，关节镜下ACL重建手术已成为ACL重建手术的"金标准"。

ACL重建的目的是恢复膝关节的稳定性，满足活动需要，提高生活质量，恢复竞技水平，延长运动生命，减缓骨关节炎的发生，避免半月板等其他组织的继发性损伤。

1.适应证

ACL断裂后需要恢复关节稳定性，以恢复运动能力及避免继发性损伤、复合型韧带损伤，而不仅仅是韧带的连接和关节的稳定。重建手术适用于伴有半月板损伤和软骨损伤且无手术禁忌证者。

2.手术时机

ACL重建手术的时机选择一直存在争议。普遍认为伤后立即行ACL重建手术可能导致关节纤维化风险增加。目前较多的研究者认为应该在血肿吸收、肌力开始恢复、膝关节活动度恢复尚可、创伤反应基本消退后再行ACL重建手术，一般在伤后3~4周后为宜。

3.手术方法

主要包括移植物选择、骨道定位、内固定选择等，其中移植物选择与骨道定位是手术成功的关键。

（1）移植物选择

目前常用的移植物主要包括自体移植物、异体移植物、人工韧带。自体移植物被广泛应用于韧带重建手术，常用的有骨-髌腱-骨、腘绳肌腱、股四头肌腱、腓骨长肌腱等。最为常用的是骨-髌腱-骨和腘绳肌腱，它们的初始强度都高于正常的ACL。大量的研究显示，早期的随访它们均表现出令人满意的治疗效果，术后能够使大部分患者的膝关节恢复稳定性。但有腱股愈合不良和力学衰减的影响，远期效果并不理想。

但不容忽视的是采用自体移植物的患者在一定程度上存在供区并发症。自体骨-髌腱-骨重建ACL一度被认为是ACL重建的"金标准"，但其供区并发症较多，如膝前痛和跪地痛、髌骨骨折、髌腱断裂、髌股关节病、髌腱腱病、伸膝无力、屈曲挛缩等，一直是困扰手术医生的问题。自体腘绳肌腱作为移植物常见的并发症是屈膝肌力减弱和隐神经及其分支支配区域感觉异常。

相比之下，异体移植物不存在供区并发症的风险，还可以获得与自体移植物初始强度类似的稳定性，这是其临床应用中的显著优点。但供体短缺、疾病传播、排异风险、异体质量、消毒灭活等组织库质量问题不容忽视。更重要的是，异体移植物供者的年龄对力学的影响很大，一个70岁供者的肌腱力学强度只有20岁供者的40%。异体移植物在经过灭活处理后力学强度丢失较大，在年轻患者中应用存在较高的手术失败率。Bottoni等进行了一项前瞻性随机对照研究，最短10年的随访结果表明采用自体移植物重建ACL的失败率为8.3%，而采用异体移植物的失败率高达26.5%。

由于这些问题的存在，学者们试图为ACL重建手术移植物的种类探索出新的途径，避免传统移植物的缺陷，从而实现更好的临床疗效。

人工韧带的研究开始较早，因其早期恢复、无供区并发症以及即时力学强度较满意等特点使其曾被作为理想的移植物。然而，早期人工材料差、无仿生设计、手术技术不精准使多数人工韧带疗效不佳，其高失败率、严重术后并发症频有报道，因而被临床淘汰。但一种称作"韧带先进增强系统"（LARS）的新型人工韧带（由法国医生J.P.Laboureau发明）在临床用于ACL重建中显示出良好的短、中期效果，手术失败率及并发症发生率都很低。作为新一代人工韧带，可使患者早期恢复运动成为LARS应用于ACL重建的一个优点，而且LARS重建ACL的远期失败率也不高。随着更长期和多方面研究的进行，人工韧带或许会为我们打开另一个移植物应用的广阔空间。

（2）重建方式

随着关节镜技术的飞速发展，ACL的重建方式也变得越来越丰富。从传统的单束重建到双束、三束重建，从过顶位重建到解剖位重建，临床医生希望能够通过术式的探索与改进，最大限度地恢复患者的膝关节功能。虽然研究显示几种术式都有优点，但似乎所有的手术方式都仍有不足，因此目前尚无公认的、最为理想的手术方式，对于采用哪种手术方式重建ACL仍存在争议。

①ACL单束过顶位重建。20世纪90年代，M.Marcacci等首先提出"过顶位"的概念。ACL单束过顶位重建在当时被认为是最等长，效果最确切、最佳的重建

方式。单束过顶位重建理论认为，正常膝关节在运动时，股骨外侧髁的内侧壁有一个等长点（位于髁间窝最后端，接近于过顶点位置），该点是最佳股骨隧道定位点，重建ACL手术成功率较高。

骨隧道的定位对于重建手术的结果至关重要，单束过顶位重建也不例外。单束过顶位重建股骨隧道的定位通常采用经胫骨技术，手术操作相对简便，可重复性强，胫骨隧道的定位在一定程度上决定着股骨隧道定位理想与否。通常从前内侧入路插入胫骨定位器顶端（一般胫骨定位器的角度设定在50°～55°），根据移植物的长短做适当调整，定位器与矢状面的角度通常控制在45°，这样可以使通过胫骨隧道定位的股骨隧道达到合适的位置。胫骨隧道内口的定位通常使用外侧半月板前角后缘、胫骨嵴和PCL前缘3个参照点。通常采用的是以下两种方法：A.通过外侧半月板前角后缘的水平线与经过内侧胫骨嵴的垂线的交点进行定位；B.在位于髁间凹底面PCL前缘前方7mm处的位置进行定位，然后建立胫骨隧道。应避免胫骨隧道偏前。胫骨隧道太偏前会导致移植物与髁间凹发生撞击，最终导致手术失败。然后通过胫骨隧道建立股骨隧道。股骨隧道的定位是通过"表盘法"实施的，"过顶点"通常在11点（右膝）或1点（左膝）位置。一般建议在屈膝90°位定位，使用偏心导向器于"过顶点"定位，制备股骨隧道。股骨隧道后壁与髁的后壁之间需要留一层骨质，所留骨质的厚度可根据移植物的直径确定，可通过使用不同刻度的偏心导向器实现。经验丰富的临床医生可以不使用偏心导向器而直接定位，这样可以在一定程度上减小对胫骨隧道的依赖。

近10年来，随着ACL重建技术的发展，发现过顶位重建在膝关节退行性变的预防方面作用有限。导致膝关节退行性变的主要原因很可能是重建术后关节正常的运动学功能没有得到恢复。过顶位可有效控制膝关节前后稳定性，但对于膝关节旋转稳定性的控制效果欠佳。从解剖学角度也可发现ACL在股骨端的足印区位于股骨外侧髁的内侧面，而不是在过顶点，过顶点实际位于ACL股骨足印区的上方。并且有研究显示，哪怕定位点的些许变动都会导致ACL的长度和张力的大幅改变。因此，由于不是解剖位重建，单束过顶位重建的ACL只是使膝关节处于一种代偿状态，无法恢复膝关节正常的"J"形（滑动、滚动、转动）联合运动。经过长期研究后发现，非解剖位重建的韧带会导致术后膝关节更早、更快地发生软骨退行性变。因此使用此方法的医生在逐渐减少。

②ACL双束重建。1938年，Palmer首先提出ACL由前内束和后外束构成，两

束各有其特殊功能。两束在膝关节伸展时平行、屈曲时扭转缠绕，这一观点已得到了广泛的认可。

基于这一理论，1999年Muneta等在单束重建的基础上开展了经胫骨的双束重建。与单束重建不同，常规的双束重建胫骨端和股骨端各建立2个隧道。其中股骨隧道选择在10点30分和11点30分位置（右膝）或者12点30分和1点30分位置（左膝）。胫骨隧道内口位于胫骨髁间嵴顶端前方7mm处，前内束胫骨隧道内口位于内侧，后外束胫骨隧道内口位于外侧。

理论上，双束重建具有移植物更接近正常ACL的解剖结构和通过增加骨隧道来增加移植物与隧道的接触面积以达到促进愈合的目的。

随后有大量关于双束重建ACL的文章报道。Mae等的尸体标本研究显示，在整个膝关节活动范围内，双束重建能够发挥更大地稳定膝关节的作用。Yasuda等报道了四骨道双束解剖位重建ACL的2年随访研究结果，在胫骨前移松弛度和临床轴移松弛度评价方面，双束解剖位重建优于单束重建。随访2年后，采用Noyes主观膝关节评价两种术式无差别，但膝关节屈曲30°时的胫骨前移松弛度和临床轴移松弛度，双束解剖位重建均小于单束和双束非解剖位重建。

双束重建理论上的优势在临床上却无法得到充分体现，分析原因，双束重建可能只是在形式上而无法在功能上恢复ACL的运动学功能：胫骨隧道无法实现解剖定位、自体移植物强度在韧带化过程中仍无法达到理想的强度都是造成这种状况的可能原因。

双束解剖位重建能够恢复80%～90%ACL足印区面积，但是其在尽可能多地恢复了足印区面积的同时，也给膝关节带来了一系列的问题。Harner曾质疑双束重建可能带来的双倍风险：增加骨隧道的同时是否会给以后的翻修带来困难？增加骨隧道的同时是否增加了股骨外侧髁的骨折风险？增加了骨隧道的同时是否增加了移植物与股骨髁间和PCL撞击的可能性？相当比例的双束重建后外束经常最先断裂，最终还是回归单束？还有卫生经济学方面的问题等。

③ACL单束解剖位重建。随着对ACL解剖功能和生物力学的进一步研究以及对单束过顶位重建和双束重建存在问题的探讨，有学者尝试通过改变股骨隧道位置来重建ACL以达到更好地恢复膝关节功能的目的。有研究显示，移植物在矢状面、冠状面、轴面上越倾斜，对膝关节功能恢复越好。在长期的临床实践中，人们也越来越认识到股骨隧道定位越接近解剖足印区中心点，重建后的膝关节功能

恢复就越接近正常。

单束重建已经积累了大量的短、中和远期疗效数据支持其有效性，大量文献报道单束重建具有较高的成功率。对于单束重建的临床研究已有长达数十年随访的报道，而且多数研究认为在控制前后稳定性方面单束重建与双束解剖位重建无明显差异，在国际膝部文件委员会（IKDC）评分、Lysholm评分以及其他一些临床评价方面两者差异无统计学意义，仅在控制旋转稳定性方面双束解剖位重建优于单束重建。如果单束重建能够在控制术后旋转稳定性方面有所提高，将会在提高术后疗效的同时降低双束重建带来的潜在风险。因此，人们在单束解剖位重建ACL股骨隧道的选取上做了相应的研究。Matthew等对尸体标本的研究发现，选取ACL股骨足印区中心点作为骨隧道，能在保证前方稳定性的情况下尽可能恢复膝关节的旋转稳定性，在生物力学上为单束解剖位重建ACL提供依据。

单束解剖位重建股骨隧道的定位对重建手术的结果至关重要，要求股骨隧道位置位于解剖足印区的中心点；与单束过顶位重建股骨隧道的定位方法不同，单束解剖位重建通常采用经内侧附加入路定位技术，其受胫骨隧道约束少、自由度更高、定位更准确，但手术操作相对复杂。

在一个针对72例ACL单束重建患者的3年随访研究中发现，单束解剖位重建能使患者的关节稳定性与功能均得到显著改善。在对动物的研究中也发现，单束解剖位重建和双束重建ACL在膝关节动态观察中并无明显差别。对24例关节镜下过顶位与解剖位单束重建ACL患者平均20个月的随访研究中发现，两种术式均可达到临床满意的效果，但解剖位重建有更好的旋转控制功能。

ACL单束重建与双束重建的争论已经持续多年，目前越来越多的医生倾向于采用单束重建的方法，可能是因为单束重建手术成功率和重建后患者的主观满意度都较高，而且技术已经相对成熟，潜在并发症较少。单束过顶位重建用于对膝关节旋转稳定性无特殊要求的患者，可获得良好的效果和相对较低的并发症发生率。

双束解剖位重建的必要性多是基于体外生物力学研究。从这些研究结果来看，双束解剖位重建比单束重建能够较好地恢复膝关节正常的解剖关系和运动功能。然而目前的临床研究还不明确其对关节功能的积极影响与单束重建的差别程度，需要中、长期的临床研究包括旋转稳定性测量和骨关节炎进展来肯定现有生物力学和短期临床结果。

④ACL类等长重建。近20年间，ACL重建术从骨道定位、移植物选择到重返运动都经历了较大的理念变化。其中骨道定位是影响ACL重建的关键技术，已经有学者注意到，不同骨道定位会引起移植物不等长现象，造成移植物-骨道滑动（GTM）。该现象早在20世纪90年代末就有一些学者描述，认为过大的GTM会对移植物与骨道界面愈合产生影响，改变局部力学环境，造成移植物异常张力和部分纤维束的撕裂。也有学者认为GTM是"雨刮器效应"或"蹦极效应"的直接表现，造成骨隧道周围骨质吸收，发生骨道扩大。临床还发现不等长重建会造成膝关节屈伸过程中移植物张力过大，限制术后膝关节活动度，造成移植物张力性拉松或失败和软骨损伤。

ACL重建后GTM确实存在，移植物不同部分的GTM幅度不同。GTM幅度与移植物-骨的界面宽度成正相关，与移植物-骨愈合程度呈负相关。运用MRI对ACL重建术后的患者进行GTM研究，发现GTM影响移植物与骨愈合情况各不相同，"雨刮器效应"造成了前后方向的GTM，影响了前后方向的愈合过程。

因此，可能刻意复制正常韧带的技术设想无法实现人类真正的ACL解剖结构与生物力学特性。陈世益等据此提出了"类等长重建"的观点，通过找到股骨外侧髁内侧面的股骨和胫骨止点类等长位点，使膝关节屈伸0°～120°过程中移植物在关节腔内最大GTM幅度<2mm，确保股骨-胫骨隧道内口间距离在膝关节屈伸过程中保持不变，从而避免或减少移植物与骨道间的滑动，促进移植物与骨道愈合，减少移植物张力，保护移植物不被过度拉伸，同时避免骨道扩大，减少"蹦极"和"雨刮器效应"，对保护移植物尤为重要。

类等长重建方法：一般将股骨外侧髁间嵴与分叉嵴交界处的后方2.0～3.0mm处作为股骨隧道等长位点。若术中未能观察到外侧壁骨嵴，则将定位点选择在股骨后皮质线延长线上距股骨后壁约5mm处。胫骨隧道一般定位于紧贴ACL半月形止点前缘后方4.0～5.0mm处。如果胫骨隧道定位点确定了，那么在股骨外侧髁内侧面找到一个类等长区就显得非常重要。

理想的类等长重建需同时满足以下2个要求：A.屈膝全程中（0°～120°）重建移植物的GTM控制在1.0～2.0mm；B.移植物不会与髁间窝侧壁及PCL等结构撞击。类等长重建的位点与最近提出的"理想位（I.D.E.A.L）"不谋而合，核心是位于解剖区、直接纤维区并具有低张力、等长的特点。

4.并发症

与所有手术一样，ACL重建也存在并发症，可分为术中并发症和术后并发症。术中并发症主要包括髌骨骨折、移植物过细或过短、移植物污染、隧道定位不准确、股骨隧道后壁或下壁爆裂、移植物撞击等；术后并发症包括关节粘连、肌肉萎缩、供区并发症、植入物排异、关节活动度受限、移植物松动或断裂、感染和切口问题等。

四、康复原则及要点

ACL重建手术的成功并不意味着治疗的结束，这仅仅只是膝关节功能恢复的开始，康复的目标和终点是重返运动。

ACL重建的康复主要包括活动度恢复、肌力恢复、本体感觉恢复、运动相关能力训练等。具体的康复计划要在早期康复的前提下根据术前情况、手术方式、移植物选择、内固定的选择、合并损伤的处理、有无并发症等具体情况而个性化制订。此外，不能忽略术前康复的重要性，尤其是康复教育、肌力和活动度训练。

五、前交叉韧带重建中后侧小切口腘绳肌腱取腱方法

在进行膝关节ACL重建时，自体腘绳肌腱（包括股薄肌腱和半腱肌腱）是比较常用及流行的移植物。传统的取腱方法是采用前方胫骨结节内侧切口，然而前方切口具有一定技术难度。对于经验欠缺的住院医生及一些肥胖患者，前方入路具有很大挑战性，技术难点主要有以下3点：

第一，股薄肌腱和半腱肌腱共同止于胫骨鹅足，表面还覆有缝匠肌腱腱膜，不仅从解剖上较难分离，而且覆在脑绳肌腱表面的腱膜或其他软组织还会极大地阻碍取腱器切取肌腱。

第二，半腱肌腱有一向下走行且位置存在变异的分支肌腱。肥胖患者的该分支距离传统前方切口较远，较难被识别，盲目切割取腱常导致取腱失败。

第三，前方取腱容易导致隐神经分支损伤。Luo等的报道显示隐神经髌下支距离鹅足止点仅约6mm。因此，不论采用前方横向切口、纵向切口还是斜向切口都有损伤神经的风险。

因此，不少外科医生推荐采用后方切口来切取自体腘绳肌腱，从而避免前方

入路带来的各种风险。Prodromes等认为，从后侧小切口进入可以轻松识别并区分半腱肌腱和股薄肌腱。最重要的是，在后方切口直视下能将半腱肌腱分支剪开并防止取腱器在此将其切断。

（一）解剖与生物力学

腘绳肌肌群主要由股二头肌、半膜肌和半腱肌组成，除了股二头肌的短头，其余肌肉均跨越髋关节和膝关节。半腱肌位于大腿后内侧，起自坐骨结节，向下止于胫骨结节内侧鹅足，在坐骨神经的支配下具有屈膝、伸髋的功能。股薄肌属于大腿内侧肌，起自耻骨联合下半部前缘和耻骨弓上半部分，垂直向下跨过膝关节内侧髁，向下止于胫骨结节内侧鹅足，由闭孔神经分支支配，具有内收、内旋髋关节的功能。

腘绳肌腱主要指股薄肌腱和半腱肌腱，常涉及以下解剖结构。

第一，鹅足是由缝匠肌、股薄肌和半腱肌的肌腱从近到远在胫骨近端前内侧面共同组成的止点结构。在鹅足处，缝匠肌腱腱膜覆盖于股薄肌腱和半腱肌腱表面，采用前方入路取腱时常需切开覆盖在鹅足表面的缝匠肌腱腱膜。

第二，半腱肌腱有一向下走行朝向内侧腓肠肌且位置存在变异的分支。研究报道显示，半腱肌腱分支距离腘窝褶皱线约2.67cm，距离前方鹅足止点约7.61cm。

第三，股薄肌起自耻骨联合下半部前缘和耻骨弓上半部分，而半腱肌起自坐骨结节，因此推动取腱器切取股薄肌腱或半腱肌腱时要分别朝向不同的方向。

第四，隐神经在膝关节的内侧分为前支和后支。前支走行于缝匠肌筋膜表面并分布在髌骨下的皮下组织中，其发出的分支因人而异；后支走行于缝匠肌下方，跨过股薄肌并穿过缝匠肌腱腱膜后，继续于其表面走行并分布于小腿和踝关节内侧。

（二）取腱技术

将患者下肢平放于手术台上，髋关节轻度外展、外旋，膝关节屈曲30%充分暴露H窝内侧，并在腘窝皱褶处可触及腘绳肌腱。于腘窝内侧居中处沿皮肤皱褶做约2.5cm的横向切口切开筋膜，可用组织剪剪开浅筋膜组织，注意避免损伤肌腱。用纱布包裹后的示指直接分离暴露肌腱，可活动膝关节确认其为肌腱组织。

半腱肌腱通常位于切口中间且较粗，同时注意其有一向下的分支，可用组织剪剪断此分支。股薄肌腱通常位于半腱肌腱的内侧边缘，较为表浅，也相对较细。有时两根肌腱不容易分离，可将示指在肌腱周围滑动，充分分离肌腱，近至其肌腹组织，远至其前部的鹅足止点。注意半腱肌腱止点在远端而股薄肌腱止点在近端，用牵引带牵引定位肌腱。

为切取半腱肌腱，可进一步屈曲膝关节以暴露更多肌腱组织。放入开口取腱器，一只手拉住牵引线，另一只手握住取腱器沿着肌腱滑动，当触及肌腱与肌肉交界处时可感受到轻微的阻力，施加连续的反向牵引力，握住取腱器牢固平缓地顺势向近端（坐骨结节方向）滑动，完整取出肌腱近端。有时取腱器推进的阻力非常大，注意不要暴力推进取腱器，可伸入示指感受扩张肌肉之间的空间，轻轻调整取腱器。肌腱远端可用一短小闭口取腱器直接切取，将肌腱从止点处剥离。可采用同样的方法切取股薄肌腱，但需要注意切取近端股薄肌腱时，取腱的方向需朝向耻骨联合。

（三）评价

目前，已经有许多研究报道应用了这种方法。相对于前方切口取腱，后方入路在技术上具有显著优势：

第一，能够快速找到并区分股薄肌腱和半腱肌腱，避免了前方入路因为腱膜、肌腱无法分离而带来的困扰。

第二，能够更容易地找到并剪断半腱肌腱分支，从而有效避免由于分支因素导致的取腱失败。

第三，从后方推动取腱器，方向更容易掌握，能够顺利地取到更长的肌腱。

第四，后方切口取腱后，相比前方入路，可以有效地减少用于植入肌腱的前方切口长度。

第五，由于后方切口线位于后方腘窝皱褶线，愈合后不易观察到，比较美观。

六、双束解剖重建前交叉韧带

从ACL的足印区组织学研究结果看，无论股骨止点还是胫骨止点的足印区，其纤维致密区都是以长条状分布为主，用单个圆形骨道和单个椭圆形骨道对其重建，覆盖率显然不足。大一片长方形区域。已经发表的一些解剖学研究结果显示，除非更换手术器械和移植物，否则用现有手术工具和移植物，大片长方形区域的双束重建技术仍是最简单易行并符合大体解剖结构重建的解决方案。

目前为止，双束重建MRI影像学研究还比较匮乏，但ACL的MRI影像显示其有双束或多束结构的并不在少数。

如果韧带断裂，又希望恢复到最佳状态，更优选择应该是能很好地重建其天然结构的解剖双束重建技术。但是重建天然结构并非易事，天才运动解剖学家Paul Golano指出，我们"探寻自然而非创造自然"。

（一）尝试双束重建前交叉韧带的原因

第一，可更好地重建ACL股骨和胫骨止点足印区致密纤维区的区域结构分布。

第二，对ACL单束重建文献的荟萃分析发现，传统单束重建的手术成功率是69%～95%。也有报道传统单束重建的失败率达到10%～20%。因此，需要一种再断率更低的术式。

第三，生物力学研究发现，传统单束重建虽然可以较好地解决胫骨前向不稳的问题，但是不能满意解决与胫骨内旋同时的外翻扭力。虽然将单束重建的股骨骨道定位在10点或2点比在11点或1点可以更好地控制膝关节的旋转稳定性，但仍然不能完全恢复正常膝关节的动力学特征。因此，需要能更好地重建ACL生物力学的术式。

第四，单束重建术后残留不稳较多，应该尝试其他重建方法来解决。

第五，对膝关节旋转稳定性要求更高的专业运动员，需要尝试更好的能同时重建膝关节前后和旋转稳定性的新重建方法。

第六，二次探查所见单束重建与正常ACL的差异鼓励学者们寻求新的ACL重建方案。

第七，循证医学证据对双束重建优势的支持：更好的前后稳定性和旋转稳定性；恢复到伤前运动水平患者的比例更高；重建ACL再断的比例更低；术后膝关节半月板的再伤比例也显著降低等。

第八，医学大数据的统计分析显示，双束重建术后的翻修率更低。

第九，双束重建技术可以更好地解决ACL单纯前内束断裂或后外束断裂的各自的结构和功能重建。

（二）前交叉韧带双束重建技术的演变

1.早期基于ACL传统单束重建的ACL四骨道双束重建技术

早期的ACL四骨道双束重建技术几乎是传统单束重建的翻版。可以说是在传统单束重建的基础上在术者认为合适的位置增加了后外束。该技术还不能称之为解剖双束重建，只能称之为非解剖双束重建技术。

前内束股骨骨道定位几乎就是传统ACL单束重建，该双束重建将前内束的股骨骨道定位在过顶位，超过12点的位置；后外束的股骨骨道定位在超过12点的位置。前内束的胫骨骨道用55°的定位器定位在足印区中心点，后外束胫骨骨道在保留3mm骨桥基础上定位在前内束胫骨骨道的后外侧。

2.以骨嵴标志为参照的ACL四骨道解剖双束重建

可以说这是ACL四骨道双束重建术出现10年左右，双束重建技术基本成熟的标志。该技术因为是基于对ACL解剖的新研究成果设计的，因此可称为ACL的四骨道解剖双束重建技术。其特点是注重髁间窝外侧嵴（住院医师嵴）和束间嵴在前内束和后外束股骨骨道定位中的作用，使得前内束股骨骨道的定位更准确。但因为2012年Sasaki才发表了ACL股骨Footprint直接止点致密区的组织学结果，2017年Robert Smigielski才发表了Ribbon止点特征，该时期双束重建代表性技术往往有前内束股骨骨道稍低而后外束股骨骨道过低的问题。

该时期的胫骨骨道还是处于以ACL胫骨止点足印区为参照的阶段。总体前内束和后外束的胫骨骨道定位均偏外，但前、后位置没有明显问题。

3.以ACL股骨和胫骨止点足印区纤维致密区为参照ACL四骨道解剖双束重建

该时期的四骨道解剖双束重建手术，特点是双股骨骨道位置因为考虑重建重要的致密区都被拔高，双胫骨骨道的参照点也是以胫骨内侧髁间棘的纤维致密区为主要参照而内移。这个时期的ACL解剖双束重建技术特点是股骨骨道变高、胫骨骨道内移。

ACL双束重建从非解剖双束重建到解剖双束重建的演变过程反映了人们对ACL足印区解剖的认识在不断更新，并在临床实践中不断被验证。

4.其他双束重建技术

在多种ACL双束重建技术中，有股骨两骨道、胫骨单骨道的三骨道双束重建技术，也有股骨和胫骨的单骨道中用界面钉分隔骨道内移植物形成类似双束移植物分布的ACL两骨道双束重建技术。但这些技术要么是胫骨端的足印区重建覆盖率不足，要么是两端都不足，还不能称为真正的ACL双束重建技术。

（三）值得推荐的前交叉韧带双束重建技术

1.仿生前内束和后外束三维空间的ACL四骨道双束重建技术

笔者近年来对ACL三维MRI扫描的部分结果研究发现（个人通讯，图片未发表），ACL的前内束和后外束的致密区，在任何屈伸角度时都是交叉的。

ACL纤维的致密区都显示为前内束和后外束共同构成的扁带状，并在屈伸活动中反复扭转交叉。新的ACL四骨道双束重建技术强调对该布局进行仿生重建。

2.仿生前内束和后外束三维空间的ACL四骨道双束重建技术中股骨骨道技术

对于退行性病变严重或病程长、足印区残留纤维不清晰的，往往髁间窝外侧嵴更突出，将髁间窝外侧嵴当成股骨足印区的纤维致密区，前内束股骨骨道定位紧贴其后部60%部分的下方。后外束股骨骨道定位在足印区纤维致密区前方40%、纤维致密区的稍下1~2mm的位置，或定位在紧贴前方60%髁间窝外侧嵴下方再下调1~2mm的位置，不用定位器，直接用克氏针定位，有时用尖锥、引导套管辅助克氏针准确钻入定位点。

3.仿生前内束和后外束三维空间的ACL四骨道双束重建技术中胫骨骨道技术

图2-1中的蓝线代表传统意义上的前内束和后外束在大体解剖上的分界线。红圈是一般解剖四骨道双束重建时的前内束和后外束的胫骨骨道位置。其中，前内束的胫骨骨道位置和其他解剖双束重建及仿生三维空间的四骨道解剖双束重建是一致的。但小红圈所示的一般解剖四骨道双束重建的后外束胫骨骨道位置与仿生前内束和后外束三维空间布局的四骨道解剖双束重建时不同，要调整到蓝色圆圈的位置。具体定位时先找到胫骨的内侧髁间棘，内侧髁间棘的后40%定位于后外束的胫骨骨道，前60%定位于股骨骨道。定位好以后，中立位屈伸膝关节，保证前内束无撞击即可确定这两个骨道的位置。

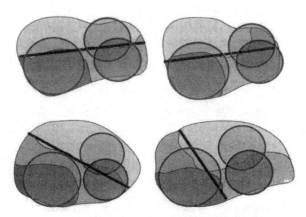

图2-1　仿生前内束和后外束三维空间的ACL四骨道双束重建技术

4.仿生三维空间前内束和后外束布局的四骨道解剖双束重建技术的术中优先考虑因素

（1）后外束股骨骨道定位和胫骨骨道定位优先的原则

从后外束移植物的二次探查结果看，后外束远比前内束对骨道位置敏感。在双束重建中，如果先定位和钻取前内束骨道，另外一个骨道定位和钻取的空间有时候就不够了，这时候为了完成双束重建，就要调整骨道位置到非最佳的位置。多年的二次探查经验证明，在非最佳位置的后外束的移植物效果往往差强人意，但前内束移植物的包容性非常好，非最佳位置的前内束移植物往往也能生长和塑形良好。因此确定了后外束优先定位和钻取其股骨和胫骨骨道的原则。

（2）后外束移植物直径足够粗的原则

早期对后外束移植物直径要求不清楚的时候，往往用2股股薄肌腱重建后外束，二次探查时发现，接近1/3的后外束是失效的。后来改进用至少三折股薄肌腱重建后外束后，这种情况才得以解决。因此定下来后外束移植物直径足够粗的原则。

（3）后外束股骨骨道低于前内束股骨骨道的原则

在膝关节屈伸过程中，前内束和后外束并列组成扁带状ACL整体外形，不停进行扭转运动。如果后外束高于或等同于前内束的高度，在膝关节反复屈伸中，前内束和后外束容易发生撞击，进而导致后外束的失效。

（4）前内束股骨骨道高度不高于过顶位的原则

在ACL重建中，除了当初的Trans-Tibia股骨骨道定位技术经常将股骨骨道高度定位在高于过顶位的位置以外，后来的多种非解剖单束重建术中股骨骨道的高度定位在等同或低于过顶位高度是得到大家认可的。无论是哪种双束重建技术，前内束的股骨骨道位置往往高于后外束的股骨骨道位置，因此前内束的股骨骨道高度代表了双束重建股骨骨道定位的最大高度。为了保证双束重建的质量，过顶位高度是前内束股骨骨道不能超越的高度，术中应该严格控制这个高度标志。

（5）沿胫骨平台内侧髁间棘定位双胫骨骨道原则

仿生前内束和后外束三维空间关系的双束重建技术中，后外束定位在胫骨平台内侧髁间棘的后端是关键，因该处原是天生后外束的足印区纤维致密区。如果将后外束胫骨骨道定位偏外，不仅不能重建屈伸运动中前内束和后外束之间的正常扭转关系，还容易被退行性病变增生的外侧髁间嵴撞击磨损。前内束的胫骨端足印区虽然有"C"形、"L"形等，但是术者会发现，如果按着"C"形和"L"形分布定位前内束胫骨骨道，有时会将前内束胫骨骨道定位偏外，容易发生与髁间窝顶部的撞击。沿内侧髁间棘定位前内束，一方面重建了前内束足印区的致密区，另一方面前内束位置都很满意，很少撞击。

（四）前交叉韧带双束重建的术后评估

术后评估应该特别重视Lachman试验、PST、后推KT-2000和IKDC客观评估4项内容。

1.重视Lachman试验结果，评估后外束功能

传统ACL重建因为缺乏后外束重建，体格检查中ADT的稳定性虽然多数令人满意，但是Lachman试验时胫骨向后退让韧带松弛发生的比例较高。

Lachman试验可以作为比较单、双束重建优劣的术后体格检查的重要评估内容。

2.放松或麻醉下PST评估膝关节ACL重建术后的旋转稳定性

双束重建术后评估的重点是对后外束功能的评估。除了前面说的Lachman试验评估后外束的前后稳定性外，PST对评估后外束的旋转稳定性尤其重要。

但是，做PST的患者如果不放松大腿肌肉，只有少数人表现为PST阳性。因此完全放松下的PST才能反映真实的PST阳性率和双束重建ACL的优势。最能反

映双束重建膝关节旋转稳定性优势的PST应该是在麻醉下进行。

3.前后稳定性测量

用后推KT-2000评估膝关节前后稳定性。在用KT-1000或KT-2000测量时，先将胫骨向后推到最后的位置，将测量设备调零，再测量胫骨前移的总位移时往往就会发现，双束重建的膝关节前后稳定性好于单束重建。

4.IKDC评分

进行ACL单、双束重建的评分，最常采用的是术后2年以上的Lysholm评分、Tegner评分和IKDC评分。从国内外文献发表的研究结果看，单、双束进行比较时，Lysholm评分、Tegner评分和IKDC主观评分鲜有差异。但如果采用IKDC客观评分，往往能发现双束重建优于单束重建。因此，建议学者在进行IKDC评分比较时，既要进行IKDC主观评分，也要进行IKDC客观评分。

5.其他评估

其他评估如MRI所见的移植物信号和影像学质量、X线片肢体力线、CT骨道位置、高速摄影动作分析、fMRI脑功能评估、基因测序评估等，因为不是针对双束重建的独特评估，这里不再赘述。

（五）前交叉韧带双束重建的术后康复

ACL双束重建的术后康复在常规单束重建的术后康复基础上要考虑以下3点。

第一，术后1周避免膝关节过伸，以免后外束承受牵拉应力。

第二，术后4周不负重，术后5～6周部分负重。双束重建时，因为前内束和后外束移植物早期可能存在屈伸时的互相撞击，所以适当延长不负重和部分负重的时间有利于移植物更好地塑形。

第三，良好的股四头肌力量和50%的腘绳肌/股四头肌（H/Q）比值。良好的股四头肌力量对所有ACL重建都意义重大，但是对于双束重建，如果患者的股四头肌良好，在术后异常或过多胫骨前、后移动时，保护后外束移植物是很重要的。正常H/Q比值在50%～70%区间，双束重建后将H/Q比值恢复到50%左右是考虑到双束重建术后，在移植物没有塑形成功之前，不希望腘绳肌力量太强（如H/Q比值为80%），导致胫骨后移风险增加，从而影响移植物塑形。

七、自体髌韧带重建前交叉韧带

关节镜下自体移植骨-髌腱-骨重建ACL撕裂是应用较广泛的一种手术方法。重建的步骤包括诊断性关节镜检查、切取移植物、准备移植物、行关节镜入路、钻胫骨和股骨隧道、穿过移植物以及在股骨和胫骨端固定移植物。在开始重建手术之前，要在麻醉下检查膝关节。在受伤的膝关节上进行Lachman试验和PST，在未受伤的对侧膝关节上重复这些试验，以进行比较，并确定每个患者的膝关节正常松弛程度。麻醉下的正向PST是对ACL功能状态最敏感的临床测试，因为它能显示损伤的韧带所带来的旋转稳定性的丧失。患肢在手术部位上方应用大腿止血带后，按照常规的无菌方式准备消毒铺巾。

（一）手术步骤

1.诊断性关节镜检查

大腿止血带充气后，通过标准的膝关节镜外侧入路插入关节镜，并直视下确认ACL损伤程度。ACL损伤最常见的是从股骨端附着处撕裂，产生韧带残端，通常通过关节镜很容易看到。然而，有些时候ACL损伤的外观可能具有欺骗性。ACL撕裂会在PCL表面留下瘢痕，给人留下韧带完好无损的错误印象。在这些病例中，将患肢呈"4"字形摆放后，可以充分评估ACL股骨端附着部位。如果视野不佳，滑膜炎使韧带模糊，则应该毫不犹豫地通过另一个入路进行清理，移除该组织。

半月板切除或修复可以在诊断检查时进行，也可以在准备移植物时进行。如果在该阶段处理半月板，则需要建立第2个内侧操作入路。否则，移除关节镜，将注意力转移到接下来需要处理的移植物上。

2.切取髌韧带

在皮肤上画髌骨和胫骨结节标志点，从髌骨下极垂直切口至胫骨结节内侧1cm。根据皮肤皮瓣的生长情况来确定肌腱切开的宽度与皮肤切口的规划。使用9mm或10mm双体船形刀片在肌腱上从髌骨到胫骨结节处切开，注意保持与肌腱纤维平行。一般切取的髌腱不超过整体的1/3。切口从髌骨近端至肌腱止点25mm处，从胫骨结节远端至肌腱止点25mm处。使用小的模板锯来切割骨块，深度约为8mm。在进行切割时，可以沿着刀片切割方向用一个10mm的模板作为参考，再用弯曲的取骨器械小心地取出骨块。

在切取9mm或10mm直径的骨块后，用膝关节韧带关节仪对其力学稳定性进行测试。一些学者研究了植骨直径对术后膝关节稳定性的影响，从手术到下次膝关节镜检查的平均时间为6.6个月。在检查时，9mm组的平均两侧差异为1.02mm，10mm组的平均两侧差异为1.14mm，两组在膝关节稳定性方面没有显著差异。

3.移植物准备

首先从移植物上去除多余的软组织，然后用尺子将骨块的直径调整到9mm或10mm的宽度。将取自胫骨结节的骨块准备好后放置在股骨隧道中，在股骨隧道中，它的解剖结构和弯曲度较少的几何形状提供了最大的骨填充性。骨块的边缘是圆形的，以允许移植物顺利通过，并使用大小合适的隧道模板检查移植物的直径。在髌骨栓上钻3个孔，在胫骨结节骨块上钻1个孔，将不可吸收缝线穿过这些孔。缝线有助于移植物的通过和位置固定。最后，测量移植物的总长度。一般情况下，如果总长度在92～97mm，可以用螺钉固定。在这个测量范围之外的移植物则通常在胫骨端用螺钉和垫圈固定。

4.切迹成形

第2个关节镜入路位于髌腱内侧，可以提高术野的可视性。然后用关节内刨刀去除ACL的残余部分。沿着髁间切迹侧壁清除软组织附着物，注意不要损伤相邻的PCL。对于要切除的髁间窝骨质的量，目前学术界仍然存在争议，最终取决于临床医生的经验以及在手术中的评估。

部分学者注意到，正常尸体膝关节股骨内、外侧髁内表面之间的平均最大距离为21mm，他们建议切迹成形术应该恢复切迹宽度到这一数值。有一种切迹成形术后切迹宽度的适当指标，这个指标是髁间切迹宽度与总股骨髁的腘槽宽度的比值，该比值应至少达到0.250，以防止撞击。很多学者研究了胫骨隧道的位置与所需的切迹宽度之间的关系。胫骨ACL隧道需要从髁间顶取出最多6mm的骨，而相比之下在胫骨ACL插入位置后2～3mm的隧道只需要取出最少量的骨。通过在尸体膝关节上使用力传感器确定移植物与顶部接触的弯曲角度，进一步明确了切迹成形术的要求。对于胫骨隧道偏心放置的膝关节，发生接触的角度平均为12.8°，需要切除4.6mm的骨才能实现零撞击。当胫骨隧道位于髁间顶后4～5mm处时，这个接触角减小到4.1°，并且只需要切除1.3mm的骨以防止撞击。我们更倾向于一种激进的切迹成形术，即从切迹侧壁的前边缘切除多达6mm的骨以防止任何可能对移植物的撞击。

切迹成形术的范围对髌股关节的影响一直是研究的焦点。Morgan等测量了了不同程度的（3、6、9mm）切迹成形术后髌股关节接触面积和压力，各组间差异无统计学意义。他们的结论是常规的切迹成形术并不影响髌股关节。在临床工作中，与切迹宽度相关的髌股关节并发症并不多见。

5.骨道定位与制作

胫骨和股骨隧道的位置选择对ACL重建手术的效果有重要影响。几项研究观察了隧道位置对移植物撞击的临床结果的影响。必须避免股骨隧道的前路放置，以防止移植物过度紧张，从而限制膝关节的充分屈曲。同样，胫骨隧道的过度前置可能导致移植物撞击和早期重建失败。为了确定可重复的胫骨隧道定位标志，Morgan等的研究确定了髁间ACL中心插入点平均位于PCL前缘前7mm处，膝关节弯曲至90°。这是胫骨隧道的理想位置。

我们通常将胫骨隧道钻具导轨固定在55°。导针通过内侧入路放置，利用PCL前缘、外侧半月板前角后缘、胫骨平台棘间区等多个标志定位。隧道的位置使移植物能够覆盖PCL。胫骨近端导针的起始点约为胫骨结节内侧一指宽，内侧关节线外侧两指宽。将导销插入隧道后，用铰刀钻通隧道，并用锉刀打磨隧道关节内边缘，以防止移植物磨损。一直以来，医生们都在努力使胫骨隧道的长度适当，以防止过短的隧道对移植物的挤压，并防止过长的隧道对股骨端固定和股骨隧道的放置造成困难。然而，多数临床实践发现这并不总是准确的，而且可能会受手术技术上的变化影响。

经胫骨打通这个隧道。导针作为隧道中心，在左膝通常被放置在1点30分至2点的位置，在右膝通常在10点至10点30分的位置。导针插入深度为35mm，以确保隧道有足够的空间且不会侵犯后皮质。骨内的压痕或印记可以用铰刀手工在导针上做成，以确认与后皮质的正确位置，这也确保了后皮质是完整的。然后将隧道扩至30mm，膝关节处于弯曲位置，取下铰刀，将关节镜置于内侧端口，在移植物通过前直接观察隧道来评估后皮质的完整性。

等距测试可以在此时进行，也可以在进入股骨隧道之前进行，获得的等径仪读数可确定移植物的位置，从而在整个运动范围内保证相等的长度和张力。然而，由于移植物在骨隧道内的偏心放置，这些读数可能与最终的移植物等高线相差很大。此外，由于正常ACL是非等距的，如果维持解剖结构，则不需要关节内等距测试。

6.引入及固定

在股骨隧道上钻一个钉，同时将髋关节和膝关节固定在一个完美的位置。这个位置应允许针尖穿过软组织，从大腿远端前外侧的皮肤上穿出，用于将股骨骨块内的缝线穿过股骨隧道。通过抓住骨块两端的缝线将移植物拉入关节并使移植物通过隧道。插入移植物，使股骨块松质骨在股骨隧道内面向前外侧。由于将固定螺钉插入皮质表面可能导致韧带附着处的破坏，不得不使螺钉放置在松质骨表面的移植物上。通过人工拉动骨块缝线将拉力施加到移植物上，评估移植物的方向。用关节镜观察胫骨隧道关节内侧以验证胫骨骨块未进入关节。

（二）术后处理

如果术中没有做骨隧道的评估，可以在复苏室通过X线片来评估骨隧道的位置。手术结束后，麻醉师在返回复苏室之前可以做股神经阻滞镇痛。患者膝关节被安置在一个铰接的膝关节支架上。所有患者在手术当天都可以出院回家。由于神经阻滞，要求患者使用支架和拐杖直到神经阻滞结束，这一过程通常在24小时内。然后，患者可以在没有拐杖的情况下活动；当他们感到患膝舒适时，就可以停止支撑。

所有患者都要接受标准化、有监督的术后康复方案，重点是立即负重和获得全方位的运动，包括早期的完全伸展。当两侧股四头肌力量相等时，膝关节的康复才被认为是成功的。股四头肌力量相等的定义是通过等速测试将未受伤腿的力量控制在10%以内。当达到这一目标时，患者可以恢复全部活动，包括恢复体育活动。

（三）并发症的预防与处理

与ACL重建相关的并发症分术中和术后两类。术中并发症包括髌骨骨折、隧道放置不正确、股骨后皮质破坏、移植物骨折和缝合撕裂伤；术后并发症包括联骨骨折、股四头肌或髌腱撕脱、运动丧失、移植物伸展失败、髌股关节症状和股四头肌无力。

隧道的正确布置对ACL重建的结果至关重要。扩孔前仔细评估导针的位置，可防止隧道放置错误。重新定位导针要比修正已扩孔隧道的位置容易得多。如果一个扩孔隧道被注意到有轻微的错位，改变移植物块和螺钉的方向可能会得到适当补偿。例如，如果注意到胫骨隧道稍前，将移植物放置在隧道的后方和螺钉的前方，将有效地使移植物的插入位置移动到孔中心的后方。当扩孔隧道出现严重错位时，应在正确的位置重新扩孔，如有需要，应使用直径较大的螺钉和植骨片以达到足够的固定效果。

股骨后皮质的破坏可能发生在无意中扩孔太深时，或没有保持股骨在扩孔过程中弯曲的位置。当这种并发症发生时，用螺钉固定将不再牢靠，因为移植物将被螺钉从股骨后方推出。需要在股骨远端外侧面用螺钉和桩通过单独的切口固定，也可以采用传统的双切口技术更向前放置隧道。在将铰刀推进股骨隧道的过程中保持清晰的视野，插入深度不超过30mm，可以避免这个问题。

在隧道内，螺钉与螺钉的间隙相等，可导致移植物骨折和缝合撕裂伤。在这种原位移植中，随着螺钉的插入，移植物变得过度压缩并可能断裂。紧密放置也容易导致螺钉与缝线接触，造成移植物撕裂和张力损失。隧道扩孔超过1mm可防止螺钉过密集。此外，通常在股骨骨块的末端放置一根缝线，并使用比股骨骨块长度短的螺钉，就可以防止螺钉触及缝线时导致的撕裂。在胫骨端，螺钉应在直视下插入以避免缝线缠结。如果在该端发生撕裂伤，胫骨块可进入关节内，穿过髌骨肌腱缺损，钻出新的孔，然后将骨块穿过关节，从内到外穿过胫骨隧道。如果发生骨块骨折，可以将缝线放置在肌腱的末端，并绑在螺钉和柱子上。

ACL重建术后髌骨骨折的发生率较低的文献报道多为病例报道。间接力可以导致不同的髌骨骨折模式。有研究发现，星状骨折在术后早期（5周内）可以发生而不直接损伤。这一时期以后，断裂形态更可能是横向的。在取骨过程中，可以通过不加深切口超过8mm和保持45°的矢状位锯片朝向髌骨表面来避免髌骨骨折。切割过程也不应超过碎片的边缘，以避免可能的应力上升。术中发生髌骨骨折时，应将髌骨碎片牢固固定，以方便术后早期活动。

尽管ACL重建术初期效果良好，但术后可能发生并发症，不利于远期疗效。髌骨和胫骨撕脱性骨折是罕见的，但当它们发生时则是灾难性的。一些病例报道记录了这种并发症，其中一些发生在术后6年。Nixon等注意到，在手术时未闭合的髌腱供体位置在2年后组织学上与正常肌腱相同。另一些研究表明，肌腱的超声波信号在1年后恢复正常。这个时间段可以解释为什么大部分的撕裂发生在手术后的头10个月内。

ACL重建术后运动功能的丧失一直是人们关注的焦点。这种并发症的发生可能是由于术前、术中或术后的因素。术前存在积液、活动范围受限以及伴随的韧带损伤是导致术后运动不良的因素。术中影响因素包括隧道放置错误和切迹成形术不充分。股骨隧道的前路放置会导致移植物过度紧缩和完全弯曲的丧失。胫骨隧道向前放置过远会导致移植物撞击和完全伸展的丧失。同样，不适当的切迹成形术也会导致因撞击所致的伸展性损失。术后固定和康复方案对最终活动范围有显著影响。以往的石膏固定方法在重建和治疗后强调有限的膝关节伸展，导致明显的术后关节纤维化，趋向于有限或无固定运动和更积极的康复已经降低了术后关节纤维化的概率。对于积极的康复可能导致移植物伸展和失败的担忧还没有被临床证实。用于ACL重建的自体髌腱移植物的组织学分析显示，移植物经过数月至数年反复拉伸近655101次依然可能不会发展到坏死阶段，而且移植物可能在术后3周就可以存活。

（四）康复原则及要点

一般康复治疗推荐术后冰敷12小时。术后3天内，每天持续被动活动1～2次，每次半小时，活动度0°～30°。第4天开始每天适当增加活动度直到90°。术后第14天拆线，开始不负重的膝关节伸屈功能锻炼。术后3周下地负重和休息时将支具锁定在伸膝位。术后3个月内休息时支具锁定在伸膝位。术后6个月内都要避免患膝的剧烈剪切、旋转运动。

ACL重建术后，如患者锻炼的依从性越好，则活动度恢复得也越好。导致患者出院后康复锻炼效果不理想的原因有：无法掌握出院指导中的内容；出院后居家锻炼比较懈怠；缺乏医护人员的指导帮助。因此，对于ACL重建术后的随访，应该督促和指导患者完成康复计划，并且提醒患者注意锻炼后抬高患肢，冰敷30分钟以降低康复锻炼的不利影响。

体重指数（BMI）对ACL重建术后的患者关节活动度及股四头肌肌力的恢复存在一定程度的影响，建议患者在术后减轻体重，减少膝关节的负荷，这样不仅能预防或减轻骨关节炎的发生，更能够帮助患者早日恢复到受伤之前的运动水平。

第三章
骨关节疾病的康复护理

第一节
髋关节病的康复护理

一、髋关节病的基础知识

世界卫生组织将21世纪第一个十年定为骨关节病十年，说明在经济日益发展的今天，骨关节病受到了更多的关注。骨关节病包括骨关节炎、类风湿性关节炎骨质增生、肩周炎等，其中骨关节炎最为常见。骨关节炎（OA）是一种严重影响患者生活质量的关节退行性疾病，给患者、家庭和社会造成巨大的经济负担。好发于中老年人群，在65岁以上人群患病率达50%左右。而髋关节是人体站立或行动时最重要的关节，主要支撑人的重量，并可以有多方向的活动，如蹲、跑、跳、跪、外展、向前弯曲与向后伸展等的动作。在日积月累地支撑和使用后，髋关节成为一种容易退化的关节，髋关节的病变中以退行性关节炎最为常见。除此之外，因免疫功能障碍所引起的类风湿性关节炎、外伤或股骨头血液循环不良而引起的股骨头缺血性坏死，都会造成髋关节受损，从而影响生活质量。

（一）定义

1.什么是髋关节

髋关节由股骨头和髋骨的髋臼相对构成，属于球窝关节，是典型的杵臼关节。股骨头呈约2/3圆球形，几乎全部包含在髋臼内，除股骨头凹外全被关节软骨所覆盖。髋臼关节面呈马蹄状，称月状面，覆盖着关节软骨。月状面之间为髋臼窝，髋臼窝内充满脂肪组织，可以随着关节内压的增减而被挤出或者吸入，以维持关节内压的平衡。

髋关节是人体最大的关节，活动范围比较大，它的基本功能为站立、下蹲、行走以及做各方向的关节运动。

2.什么是髋骨关节炎

髋骨关节炎是指由髋关节长期负重不均衡所导致的关节软骨变性或者骨质结构改变的一类骨关节炎性疾病。

（二）流行病学情况

中国健康与养老追踪调查数据库（CHARLS）的研究结果显示，在城市人口中，髋关节影像学骨关节炎的患病率分别为1.1%（男性）和0.9%（女性），农村地区髋关节骨性关节炎患病率为0.59%。

1.老年人发病率高

髋骨关节炎的发病率与年龄密切相关，老年人发病率较高。

2.女性患者多，特别是在绝经后

在45~55岁的人群中，男女发病频率相当，而到55岁以后则女性患者明显居多，总体上说女性患髋骨关节炎的概率是男性的2倍。

3.肥胖者易患髋骨关节炎

肥胖时脂肪的分布与骨关节炎的发生有相关性，即腰部脂肪多的患者易患髋关节骨性关节炎，而髋部、大腿的脂肪却很少引起骨关节炎。

4.种族因素

西方人髋关节骨关节炎的发生率高。

（三）病因

1.可预防和列正的因素

关节内的骨折，神经损伤后肌肉无力，腰椎椎间盘继发腰椎神经根受压等疾病引起肌力减退，髋关节周围的肌肉无力，此外，体力劳动者和高强度体育运动者，容易患髋关节骨性关节炎。以上都是可以避免的因素，在活动中适当注意可以减少髋关节骨性关节炎的发生率。

2.肥胖的因素

体重的增加和髋关节炎的发病成正比例关系。肥胖是病情加重的因素。肥胖者的体重下降可以减少镀关节炎的发病。

3.软骨构造的因素

当软骨变薄、变僵硬时，其承受压力的能力就会变小，因此出现髋关节炎的概率就增大。

4.外伤和外力的承受的因素

当关节承受肌力不平衡并加上局部压力时，就会出现软骨的退行性变。正常的关节活动甚至剧烈运动后是不会出现骨性关节炎的。

5.遗传的因素

不同种族的关节受累情况是各不相同的，在白种人多见，但有色人种及国人中少见，性别也有影响，在女性中较多见。

（四）临床表现

起病隐匿，发病缓慢，有长期劳损史，多见于中老年患者。发病前，70%的患者有全身其他部位的感染及外伤史。

1.全身症状

发病较急、寒战、高热，呈现典型的急性感染中毒症状。

2.局部症状

患侧髋关节疼痛，被动呈现屈曲，外展，外旋体位。体温高，脉搏快，髋关节部位前方有压痛。

髋骨关节炎主要表现为臀部外侧、腹股沟等部位的疼痛（可放射至膝）、肿胀、关节积液、软骨磨损、骨质增生、关节变形、髋的内旋和伸直活动受限、不能行走甚至卧床不起等。

髋部疼痛是最常见也是最主要的症状，也是患者就医的主要原因之一。髋关节疼痛的部位主要在腹股沟区，其次是臀部。由于髋关节和膝关节在感觉神经的传导上存在着一定程度的重叠性，因此有些患者表现为沿大腿内侧的向下放射疼痛，某些患者甚至累及膝关节疼痛。疼痛一开始仅表现为轻中度的间歇性钝痛，病情加重后转变为持续性的、撕裂样或针刺样的剧烈疼痛，患者难以忍受，严重影响生活质量。这种关节疼痛的另一个特点是活动后，如登山、跑步、长时间走路后疼痛明显加剧，但休息一段时间后疼痛能够显著减轻或者缓解。当某些患者诉说有夜间髋关节疼痛时，表明疾病已经进展到中后期，也说明髋关节内存在明显的炎性破坏。

除了髋部疼痛，髋骨关节炎也表现为进行性关节活动障碍。早期表现并不明显，仅在早起或久坐后表现为一过性的关节活动不灵便，略微活动后便可恢复正常。后期随着关节间隙的破坏和骨赘（即骨刺）的形成，髋关节活动明显异常，受累关节活动范围缩小以致只能局限于某一个固定姿势。与此同时，当髋关节疼痛明显时，患者行走时会出现明显的步态异常。

髋关节骨关节炎最后一个特异性的临床表现为晨僵，即指患者早上起来后，感觉关节像被东西捆住或锁住一样，活动僵硬不灵活，过一段时间或慢慢揉搓后，关节才能恢复日常的灵活性，但这种晨僵往往持续数分钟到数十分钟，一般不超过半小时。

（五）诊断标准

根据骨关节炎诊治指南2018版标准。

（1）近1个月髋关节反复疼痛。

（2）红细胞沉降率＜20mm/h。

（3）X线片示骨赘形成，髋臼边缘增生。

（4）X线片示髋关节间隙变窄。

满足上述诊断标准（1）＋（2）＋（3）或（1）＋（3）＋（4），可诊断为髋关节炎。

（六）治疗

1.一般治疗

一般治疗包括患者的健康教育、自我训练、减肥、有氧操、关节活动度训练、肌力训练、助行工具的使用、职业治疗及关节保护、日常生活的辅助设施、物理疗法等。

（1）患者教育

自我行为疗法（减少不合理的运动，适量运动，避免不良姿势，避免长时间跑、跳、蹲，减少或避免爬楼梯），减肥，有氧锻炼（如游泳、自行车等），关节功能训练，肌力训练（髋关节炎应注意外展肌群的训练）等。

（2）物理治疗

主要增加局部血液循环，减轻炎症反应，包括热疗、水疗、超声波、针灸、按摩、牵引、经皮神经电刺激（TENS）等。

（3）行动支持

主要减少受累关节负重，可采用手杖、拐杖、助行器等。

（4）改变负重力线

根据髋关节炎所伴发的内翻或外翻畸形情况，采用相应的矫形支具或矫形鞋，以平衡各关节面的负荷。

2.药物治疗

应根据髋骨关节病患者病变的部位及病变程度，内外结合，进行个体化、阶梯化的药物治疗。

（1）控制症状药物

①透明质酸钠：口服药物治疗效果不佳者可联合关节腔注射透明质酸钠，通常每周1次，连续5次为1个疗程，每半年使用1个疗程。研究发现，在其注射1个疗程后2周，局部关节疼痛大多明显缓解。

②糖皮质激素：仅适用对NSAIDs药物治疗4～6周无效的严重骨性关节炎或不能耐受NSAIDs治疗、持续疼痛、积液明显者。系统回顾研究发现，首次接受关节腔注射糖皮质激素者疼痛缓解率相对高。

③非甾体抗炎药：常用的一类骨关节炎治疗药物，可减轻疼痛及肿胀，改善关节的活动。如患者发生相关胃肠道不良反应危险性较高，则罗非昔布、塞来昔

布及美洛昔康等选择性环氧化酶-2抑制剂较为适用，药物剂量应个体化，并注意对老年患者合并其他疾病的影响。

（2）改善病情药物

①氨基葡萄糖：氨基葡萄糖可以帮助修复和维护软骨，并能刺激软骨细胞的生长。随着年龄的增长，人体内的氨基葡萄糖缺乏越来越严重，关节软骨不断退化和磨损。外源性摄入氨基葡萄糖使关节内氨基葡萄糖含量恢复平衡状态，刺激软骨细胞合成蛋白多糖和胶原纤维，生成软骨基质，修复破损软骨，使关节软骨自身修复能力提高从而修复关节软骨、催生关节滑液，理论上可对骨性关节炎起到根本性治疗。

②双醋瑞因：是骨性关节炎白细胞介素-1的重要抑制剂，抑制金属蛋白酶的活性及稳定溶酶体膜，从而达到抗炎及保护关节软骨的作用，并可诱导软骨生成，对骨性关节炎有延缓疾病进程的作用。

③医用几丁糖：具有黏弹性，缓吸收性，可以促进软骨细胞外基质的合成，降低炎症反应，调节软骨细胞代谢；具有黏弹性，缓吸收性，可作为关节液的补充成分，减缓关节炎进展，减轻关节疼痛，改善功能，适用于早、中期髋骨关节病患者，每疗程注射2~3次，每年1~2个疗程。

④生长因子和富血小板血浆：可改善局部炎症反应，并可参与关节内组织修复及再生；但目前对于其作用机制及长期疗效尚需进一步研究。

临床上对有症状的髋骨关节病的患者可选择性使用。

（3）缓解髋骨关节病症状的慢作用药物（SYSADOAs）

包括双醋瑞因、氨基葡萄糖等。有研究认为这些药物有缓解疼痛症状、改善关节功能、延缓病程进展的作用，但也有研究认为其并不能延缓疾病进展。目前该类药物对髋骨关节病的临床疗效尚存争议，对有症状的髋骨关节病患者可选择性使用。

（4）抗焦虑药物

可应用于长期持续疼痛的髋骨关节病患者，尤其是对NSAIDs类药物不敏感的患者，可在短期内达到缓解疼痛、改善关节功能的目的。但应用时需注意药物不良反应，包括口干、胃肠道反应等。目前，尚需进一步的远期随访研究证明其在髋骨关节病治疗中的作用，建议在专科医师指导下使用。

（5）中成药

包括含有人工虎骨粉、金铁锁等有效成分的口服中成药及外用膏药。目前，有研究表明中药可通过多种途径减轻疼痛、延缓髋骨关节病的疾病进程、改善关节功能，但对于其作用机制和长期疗效尚需高级别的研究证据。

3.手术治疗

髋关节炎症状十分严重、药物治疗无效的，并且影响患者的日常生活，就应该考虑手术干预。目前由于全髋关节置换技术的广泛应用及髋关节假体材料和工艺的迅速发展，对髋关节骨性关节炎晚期且年龄较大患者大都首选人工全髋关节置换术，术后患者髋关节疼痛几乎消失，关节功能明显改善，生活质量大大提高。但是因为关节置换手术存在一定的并发症，如部件的松动和磨损，这些并发症目前还不能完全解决。由于人工关节置换的效果与手术时间的长短、医师的经验、患者术前的身体条件、围手术期处理和康复训练等因素密切相关。全髋关节置换手术也存在一定禁忌证：全身情况不能耐受手术者；严重糖尿病患者；髋关节化脓性感染者；髋臼破坏较重或已明显退行性变的患者。因此实施人工关节置换手术需要谨慎。

二、人工全髋关节置换术的围手术期护理

人工全髋关节置换术是以解除髋部疼痛、纠正关节畸形、保持髋关节的稳定性，以获得较大的关节活动范围，同时提高患者的生活质量为目的的手术，还能够有效帮助患者的髋关节功能得到有效的恢复，并使患者的关节活动度得到有效的提升。人工全髋关节置换手术主要应用在股骨颈骨折、股骨头坏死、强直性脊柱炎及髋骨性关节炎等疾病中。据不完全资料统计，2015年我国全髋关节置换术已达45万~55万次，且以每年25%~35%的速度递增。但手术不能解决所有的问题，如果忽视术后的护理和功能锻炼，就会加速关节的老化、松动，影响手术效果，从而给患者的生活带来不便。

（一）术前护理

对人工全髋关节置换术患者进行术前护理可以给患者创造一个良好的积极心态，有利于手术的顺利进行。

1.评估知识与心理状态

术前要先评估患者对手术知识的了解程度和心理状态。

（1）评估患者对手术相关知识的掌握

首先询问患者对髋关节相关知识的了解程度，再利用有关髋关节及髋关节置换手术的各种相关宣传资料和髋关节及假体的模型、图片，根据患者对髋关节及人工关节置换手术的相关知识掌握情况进行针对性的讲解，比如手术的目的、方法、体位等，还可以向患者介绍麻醉的方法和体位，使患者对手术的相关知识有所了解。

（2）了解患者的心理状态

通过与患者进行语言交流，了解患者手术前的心理状态，有无焦虑、抑郁等问题。针对患者对于进行手术担心的问题，给予解答，并对患者进行具有针对性的宣教还有心理疏导，使患者知晓手术的过程、术中的配合以及临床效果，鼓励患者增强康复的信心，介绍手术的成功病例，有效缓解患者对手术的恐惧及术后功能恢复的忧虑，最终让所有患者能以较佳的心理状态来进行手术。对急于求成者指导其掌握合适的锻炼方法，循序渐进，量力而行；对过于谨慎者则设法消除其顾虑，鼓励并帮助其进行锻炼，最终使所有患者均以较佳的心理状态进行康复训练，从而达到康复的目的。

2.常规的准备工作

积极协助医师完善各项检查，治疗基础疾病，加强营养，给予高蛋白质、高热量、富含维生素及易消化饮食，必要时给予静脉营养，以增强机体抵抗力。吸烟者劝其戒烟，以避免对呼吸道的刺激，减少分泌物，并可避免因吸烟引起血液黏稠度升高，血流缓慢，而增加深静脉血栓的机会，指导患者掌握深呼吸和有效咳嗽的方法，以增加肺通气量，利于痰液排出，避免或减少肺部感染的发生。督促患者做好个人卫生，特别是术野周围要彻底清洁，术前晚常规用氯己定抗菌沐浴露进行沐浴，术前30分钟使用抗生素等术前用药。

第一，练习在床上大小便，练习引体向上。

第二，无胃肠道动力障碍患者术前6小时不能进食固体的饮食，术前2小时不能进食清流质，如菜汁、米汤、豆浆、牛奶等。

第三，手术前洗澡，更换衣服，手术当天早晨要禁食、水，取下贵重物品及活动性的义齿。

第四，学习股四头肌的等长运动：患者呈仰卧位，做大腿股四头肌的收缩运动，10个动作为1组，每次3组，3次/天。

第五，适应术后体位。双腿之间放置一个梯形枕，让患肢呈外展中立位，不侧卧、不翻身、不盘腿、不90°坐起。

第六，完善常规检查。如血常规、尿常规、凝血时间、胸透及心电图检查等。

（二）术后护理

1.术后一般护理措施

术毕后回病房搬患者上床时应采用3人平托法。

第一，应严密监测患者的生命体征、意识的变化。

第二，观察切口有无渗血，并注意全身其他部位有无出血。

第三，肢体手术切口的部位，可以适当加压包扎、冰敷，来减少出血。

第四，保持患肢外展中立位（双腿之间放置一个梯形枕），搬运的时候注意用手托住患侧的髋部，肢体也要保持外展位防止假体脱位及伤口出血。

第五，做好患者的皮肤护理，应协助患者抬臀，每2小时一次，防止压疮的发生。

第六，患者术后要不能坐、不能翻身、不能侧卧。

第七，应鼓励患者进行早期床上的功能锻炼，比如引体向上运动、深呼吸等。

第八，腰麻手术后常规去掉枕头平卧6小时，6小时才可以进食、饮水；全麻手术后，患者可以垫枕头，4小时之后就可以进食、饮水。

第九，手术当天可以吃清淡少油的食物，一次不宜太饱，应少量多餐。术后第二天可以正常饮食，注意加强营养。

2.引流管的护理

保持切口敷料清洁、干燥，若渗血、渗液时，引流量24小时≥500mL，色鲜红，应及时报告医师。严格无菌操作，妥善固定切口引流管，保持切口负压引流管通畅，防止引流管脱落、扭曲，每2小时挤压引流管1次，并密切观察负压引流液的颜色、性状、量并做好记录。每天引流量少于50mL时可拔除引流管。

3.疼痛的护理

疼痛本身可以产生一系列的病理生理改变，心率加快、呼吸急促、血压上升、烦躁不安、忧郁，一般采用镇静、镇痛剂对症处理，特别是镇痛泵的应用，可有效控制疼痛。可在手术切口处用冷敷，冷对细胞活动的抑制，可使神经末梢的敏感性降低，疼痛减轻。同时冷敷也可使局部血管收缩而减少局部出血。

4.患肢的护理

术后应保持患肢的功能位，正确变换体位可防止出现术后并发症，为患者早日康复奠定基础。髋关置换术后患肢功能位应做到"三防"：防过度屈曲和伸直，术后在膝关节下垫一软枕，穿防旋鞋或做下肢牵引，保持患肢外展30°中立位；防内收，两下肢间放一软枕，肢体外展位；防健侧肢体靠近患肢而过度内收，目的是预防人工假体脱位。术后48小时内严密观察患肢末梢血运变化，如患肢皮肤青紫、皮温低、足背动脉消失或减弱，应及时处理。

5.饮食指导

患者多为老年人，体质差，手术创伤大术后应给予含维生素、蛋白质、高钙、易消化食物，如芹菜、菠菜、瘦肉、豆制品等。必要时输血、血浆制品增强机体抵抗力。

6.并发症的预防和护理

（1）感染的观察与护理

感染多发生在术后早期，其发生率可达4.1%，是造成手术失败的主要原因之一，感染一旦发生，处理困难，致残率高，并有较高的病死率，此外肺部及泌尿系统感染亦是常见的并发症。术后应保持切口敷料清洁干燥，负压吸引通畅，严密观察引流液的颜色、性质、量，防止引流液倒流，换药时严格无菌操作，严密观察体温变化并及时报告医师，鼓励患者做有效的咳嗽及深呼吸，为患者拍背，有效地清理呼吸道，以防坠积性肺炎，鼓励患者多饮水，保持留置导尿管通畅及会阴部清洁能有效地防止泌尿系统感染。

（2）静脉栓塞的观察及护理

人工全髋关节置换术术后，患者发生下肢深静脉血栓的比例高达35%。血栓脱落后可发生肺、脑栓塞，高龄、肥胖、功能不全、长期卧床制动等是静脉血栓的危险因素。术后应注意严密观察患者的神志、反应灵敏度、呼吸、肢体血运、皮色、皮温是否正常、有无疼痛、肿胀及触及条索感等。

（3）脱位的观察及护理

由于手术破坏了髋关节正常结构，术后易发生脱位，且发生率可高达6.2%。术后应保持患肢外展30°中立位，尽量减少髋部移动，指导翻身时双腿间置一枕头。发现有脱位征象时，及时报告医师做早期相应的处理。

（4）皮肤的护理

手术后由于长时间卧床，可能会出现皮肤受损的可能，因此为了皮肤的完整性，应该保持床单位清洁、干燥、平整；每小时定时协助患者作引体向上的动作，并按摩受压的部位，促进局部的血液循环；必要时可以给予气垫进行减压；如果出现嘴唇干裂、皮肤干燥的情况，可用润唇膏和润肤露涂抹来进行早期的预防。

（三）出院指导

通常手术1～2周后即可出院，术后2周拆线，拆线后仍应继续进行康复练习，主要以站立位和行走练习为主。术后4～6周开始练习独立行走，100～300步/次，3次/天，同时进行静蹲练习，随力量增加逐渐加大下蹲角度（小于90°），2分钟/次，间隔5秒，5～10次/组，2～3组/天，康复训练应视患者自身情况，量力而行。臀下可备高40cm的软椅，防止初期因身体软弱致连坐而损伤关节。可嘱咐患者加强营养：以高蛋白质（鸡蛋、肉类）、高维生素饮食（水果、蔬菜）为主；定期到医院进行换药、复查。

三、人工全髋关节置换术的围手术期护理流程

（一）护理评估

1.适应证

陈旧性股骨颈骨折不愈合或老年股骨颈骨折愈合困难；股骨头无菌性坏死晚期；类风湿关节炎及强直性脊柱炎等。

2.禁忌证

局部或整体急性或慢性感染；严重骨质疏松；极度衰弱者。

（二）术前护理

1.心理护理

主动介绍手术的重要性及手术康复程序，消除患者思想顾虑，积极配合治疗。

2.饮食护理

进食高热量、高蛋白质、高维生素和富含纤维素饮食；戒烟。

3.适应性训练

指导掌握有效咳痰方法；床上使用便器；健肢屈曲抬臀法、助行器和拐杖的正确使用方法。

4.康复指导

教会患者股四头肌静力收缩及踝泵运动方法，以利术后功能恢复。

5.术前准备

术前1天行皮肤准备，防止损伤皮肤；术前12小时禁食，6小时禁水；术前晚灌肠。

（三）术后护理

1.体位护理

平卧位保持患肢外展30°中立位，双腿间放置软枕，禁止侧卧，防止髋关节脱位。

2.病情观察

心电监测，严密观察生命体征及血氧饱和度。

3.引流管护理

妥善固定引流管，观察并记录引流液颜色、性状和量；保持引流管通畅，防止扭曲、打折、脱出；若引流量>50mL/h，色鲜红，及时报告，对症处理。

4.功能锻炼

（1）早期（术后2~3天）

在医务人员指导下术后第2天开始股四头肌等长收缩运动及下肢所有肌肉的等长收缩练习。

（2）中期（术后8～15）天

仰卧屈髋屈膝运动（禁止髋关节内收内旋）→卧位到坐位运动→坐位到站立训练扶拐床边站立练习行走（必须在医务人员指导下进行）。

（3）后期（术后3周～3个月）

继续进行中期功能锻炼，并逐渐增加练习时间和频率。

（四）并发症预防与护理

1.出血

第一，术后10～12小时持续出血量超过100mL立即报告医师。

第二，密切观察生命体征和引流量，迅速建立2条以上静脉通道，遵医嘱输液、输血。

第三，观察患者有无表情淡漠、精神萎靡、心悸、腹胀等症状。

2.水、电解质平衡紊乱

血生化检查，及时补血，静脉补钾不宜过快，防止药液外渗。

3.深静脉血栓

第一，术后抬高患肢，鼓励患者尽早下床活动。

第二，鼓励患者主动锻炼股四头肌静力收缩及踝泵运动，以利术后功能恢复。

第三，遵医嘱使用低分子肝素钠抗凝血药物。

4.脱位

第一，脱位一旦发生，患者会感到剧烈疼痛，立即报告医生。

第二，指导患者在坐、卧、行中坚持不跷二郎腿、不盘腿和翻身侧卧；不跑、跳，防止突然扭转。

第三，助行器行走如厕时，髋关节屈曲角度应在90°内。

（五）健康指导

1.饮食指导

合理配餐，避免高脂、高胆固醇饮食，控制体重，以减轻关节负荷。

2.注意事项

术后6周内需使用助行器行走，避免重体力劳动，避免患肢屈髋大于90°，生活中"六不要"：不要交叉双腿；不要卧于患侧；不要坐矮椅；坐位时不要前倾；不要弯腰拾物；不要床上屈膝而坐。

3.定期复查

注意预防感染，定期随诊至终身；如关节局部肿胀、伤口渗液、体温升高等，及时就诊。

四、人工全髋关节置换术的康复护理

人工全髋关节置换术后康复时间长、自理困难，需要科学的功能锻炼康复指导才能更好地帮助患者恢复关节功能。术后开展康复治疗的目的是保持健康的身体状况、促进患者恢复体力，增加肌力，改善关节功能、减少并发症、延长假体的生存期，使患者的运动和日常生活能力获得最大限度的恢复。全髋关节置换术后的患者通过正确的康复训练可得到及时的恢复。

（一）卧位

1.术后当天

应平卧（腰麻术后6小时内不宜睡枕头，全麻术后可睡枕头），两腿外展、中间放一梯形枕，防止患肢内收、内旋及两腿交叉；患肢膝下垫一软枕，使髋膝关节处于屈曲放松状态，可减轻疼痛和促进舒适；并使患肢高于心脏水平，以利于下肢血液回流。

2.术后1个半月内

以平卧为主，双腿不要交叉，禁止侧卧。

3.术后1个半月后

允许向健侧侧卧，但双腿之间要放置枕头，保持两腿外展位。

4术后3个月

允许向患侧卧位。

（二）康复锻炼

1.术后当天

此阶段的运动目的是消肿止痛，防止关节僵硬、肌肉萎缩，预防挛缩和粘连的形成。为加速快速康复，鼓励患者早期活动，麻醉清醒后即可开始。

（1）踝泵运动

①训练方法：平卧位伸直膝关节，双踝放松，背伸踝关节，背伸时达到最大限度，坚持5秒；然后跖屈踝关节，跖屈时达到最大限度，坚持5秒。如此反复练习。

②目的：此项运动可活动踝关节，促进患肢末梢血液循环，防止下肢静脉阻滞及锻炼小腿肌群。

（2）股四头肌收缩运动

①训练方法：患者平卧床上，尽量伸直腿部，收紧大腿肌肉，此时用手摸有条索状的肌肉隆起，练习时间因人而异，开始1~2秒，逐渐达到10秒，每次持续直至肌肉不能持续为止。重复10次为一组，每天3~4组。

②目的：此项运动可加强腿部肌肉力量。

（3）抬臀及上肢肌力练习

①训练方法：将床头拉手吊环放下，双手紧握吊环，健侧下肢屈曲，腹部向上挺起使臀部平抬离开床面约10cm，并保持抬臀动作5秒，再慢慢复原，每2小时一次为宜。

②目的：引体向上拉力抬臀练习，可增强上肢肌力，增加扶拐行走的肌力；此外，由于术后患者自身活动受限，加之术后体温稍高，出汗多，骶尾部皮肤很容易受压发红而受损，此项运动可避免局部受压过久，促进骶尾部血液循环。

（4）下肢按摩运动

①训练方法：按摩应当采用轻柔的向心按摩手法，即从患肢足部开始，先足底，再小腿，最后大腿的顺序，避开伤口。

②目的：有效和熟练的按摩可以促进静脉回流，有助于消除或减轻肿胀。应避免粗暴的手法，以免引起新的疼痛，甚至造成新的损伤。

2.术后第一天后

（1）贴床屈膝屈髋

①训练方法：平卧位伸直膝关节，使足跟向臀部慢慢滑动，并使足跟不离开床面，坚持10秒，然后再慢慢伸直膝关节，注意保持对侧下肢伸直，但屈髋应避免超过90°。

②目的：此项运动宜在术后拔除引流管以后进行，可帮助患者活动髋关

节，防止关节僵化，促进患肢恢复关节活动范围。每组10次，每天3~4组。

（2）直腿抬高

①训练方法：尽量伸直膝关节，收紧大腿肌肉，用力抬高下肢，一般抬高高度为30~40cm，大约两个脚掌的高度，持续10秒后下降至一个脚掌的高度再持续10秒后放下。如此反复进行，直到大腿疲惫为止。

②目的：此项运动可加强股四头肌肌力。刚开始时可在旁人协助下进行，之后慢慢即可自行抬起，需坚持锻炼。每组10次，每天3~4组。

（3）下地训练

①站立位髋关节外展（外展＜30°）：下肢伸直向外抬起，再慢慢收回，拉伸髋关节内收外展肌，每天3~4次，每次10个动作。

②站立位髋关节后伸（后伸＜30°）：将患肢慢慢后伸，抬头挺胸，拉伸髋关节囊和屈髋肌群，注意保持上身直立，每天3~4次，每次10个动作。

③站立位屈髋、屈膝及行进训练（向上小于90°）：先将助行器摆在身体前20cm处，迈患肢，抬腿时膝关节不超过腰部，然后将健肢跟上，再移动助行器向前，如此循环。开始时，每天3~4次，每次行走5~10分钟；待逐渐适应后，增加到每天2~3次，每次行走20~30分钟。完全康复后，应保持每天3~4次，每次行走20~30分钟，行走有助于保持髋关节周围肌肉力量，行走时注意保持双腿分开与肩同宽，转弯时髋关节随身体一起转动，避免髋关节突然旋转。

（三）上、下床指导训练

1.上床训练

动作与下床相反，由健侧先上床。

2.下床训练

第一，健侧下肢屈曲，双侧肘关节支撑床面，保持手术侧下肢伸直，将臀部移至床边。

第二，手术侧下肢沿床沿滑下，以肘关节支撑身体坐起。

第三，以双手支撑，旋转躯干，坐于床沿。

3.注意事项

第一，第一次下床时，必须在医护人员的陪同及指导下进行，以防跌倒及脱位，禁止患者自行下床。

第二，每次下床前先摇高床头，适应一段时间，站起前床边静坐10秒，走路前再在床边站立10秒，没有头晕等不适感觉再进行行走练习。

第三，术后患者身体较虚弱，应遵循循序渐进的原则，切不可操之过急。

（四）日常生活注意事项

1.站立位

避免下肢内收内旋。

2.坐位

第一，避免髋关节屈曲＞90％不宜坐小板凳、底软的沙发，不宜盘腿、跷二郎腿。

第二，一次连续坐位时间宜不超过2小时（术后第1个月内），以免导致患肢静脉回流不畅，坐位时躯干向后靠、腿向前伸，勿前倾。

3.卧位

避免下肢超过内收中线。

4.穿鞋袜

坐高凳，屈髋屈膝、外展外旋穿鞋子和袜子。

5.穿脱裤

穿裤时，先穿患侧，再穿健侧；脱裤时，先脱健侧，再脱患侧。

6.如厕

不宜蹲厕，只可使用坐厕，坐下时膝关节要低于髋关节高度。

7.上、下车

第一，上车时宜健侧上车，臀部先坐在车上，健肢先移进车里，身体向后靠，患肢尽量伸直移进车里。

第二，下车时宜在健侧下车，健肢先踩地，臀部离开车座，患肢尽量保持伸直移出。

8.上、下楼梯

第一，上楼梯时宜健肢先上。

第二，下楼梯时宜患肢先下，上下楼梯时用手扶楼梯扶手，避免跌倒。

9.开车

手术后约3个月后可以开车，开车时应垫高座椅。

10.预防感染

第一，如切口处出现红肿热痛，切口裂开或有渗液时，应及时复诊。

第二，如有口腔炎症、泌尿系统感染、皮肤感染等，及时去医院就诊，预防性使用抗生素，防止细菌随血液循环侵犯髋关节，从而引起感染。

第三，增加营养，多食高蛋白质食物（瘦肉、蛋、鱼等）和新鲜蔬菜、水果及富含纤维素的食物，促进机体康复。

11.术后随访

第一，术后1.5个月、3个月、6个月、9个月、1年复诊，以后每年门诊复诊一次。

第二，有其他任何不适，及时复诊。

第二节 膝关节病的康复护理

一、膝关节病的基础知识

膝关节是全身中结构最复杂、最大、所受杠杆作用力最强的一个关节。膝关节虽然是一个屈曲关节，其运动是二维的，运动范围虽不及肩、髋关节广泛，却具有更精确、复杂的规律，膝关节的运动特点是由其构成关节的骨骼形状及韧带的制导作用所决定，主要是屈伸运动，在屈膝时能做轻度的磨动和旋转。但因其位于下肢的中部，位于身体两个最大的杠杆臂之间，承受较大的力，易引起扭伤和骨折。因此，它的外形也决定了它不是一个十分稳定的关节，膝关节的韧带结构在保持膝关节的正常功能和稳定性起很大的作用。膝关节的主要功能为负重、传递载荷、参加运动为小腿活动提供力量。而膝骨关节炎是老年人常见、多发和较难治的一种骨关节退行性疾病，起病隐匿，发病缓慢，常发生于中老年肥胖女性，多有劳累史。患者疼痛感觉明显，关节会发生变形，严重者还会导致肢体残疾，不仅会显著影响患者的生活质量，而且使其遭受肉体和精神上的双重痛苦。

（一）定义

1.膝关节

膝关节由股骨远端、胫骨近端和髌骨共同组成，其中髌骨与股骨滑车组成髌股关节，股骨内外髁与胫骨内外侧平台分别组成内外侧胫股关节，周围被关节囊和韧带包裹，保持关节稳定。膝关节是滑车关节。膝关节的关节囊薄而松弛，附着于各关节面的周缘，周围有韧带加固，以增加关节的稳定性。主要韧带有髌韧带、腓侧副韧带、胫侧副韧带、斜韧带、膝交叉韧带。

2.膝骨关节炎

膝关节骨性关节炎是一种以退行性病理改变为基础的膝关节软骨变性、骨质增生而引起疾患。其病理特点为关节软骨的进行性变性、破坏和消失，关节边缘和软骨下骨质反应性增生、硬化，形成骨赘。多见于中老年人，主要表现为膝盖红肿痛、上下楼梯痛、坐立起行时膝关节酸痛不适等，也会有患者表现为肿胀、弹响、积液等，X线表现关节间隙变窄，软骨下骨质致密，骨小梁断裂，有硬化和囊性变。又称为膝关节增生性关节炎、退行性关节炎及骨性关节病等。

（二）流行病学情况

中国健康与养老追踪调查数据库的研究结果显示，我国膝关节症状性OA的患病率为8.1%；女性高于男性；呈现明显的地域差异，即西南地区和西北地区最高，华北地区和东部沿海地区相对较低。从区域特征来看，农村地区膝骨关节炎的患病率高于城市地区。随着我国人口老龄化的进展，膝骨关节炎的发病率还有逐渐上升的趋势。

（三）病因

1.慢性劳损的因素

长期姿势不良，负重用力，体重过重，导致膝关节软组织损伤。

2.肥胖的因素

体重的增加和膝骨性关节炎的发病成正比。肥胖亦病情加重的因素。肥胖者的体重下降则可以减少膝骨关节炎的发病。

3.骨密度的因素

当软骨下骨小梁变薄、变僵硬时，其承受压力的耐受性就减少，因此，在骨质疏松症者出现骨性关节炎的概率就增多。

4.外伤和力承受的因素

常见的膝关节损伤，如骨折、软骨、韧带的损伤。

（四）临床表现

1.膝关节疼痛及压痛

是膝骨关节炎最为常见的临床表现，发生率为36.8%～60.7%。初期为轻度或中度间断性隐痛，休息后好转，活动后加重；疼痛常与天气变化有关，寒冷、潮湿环境均可加重疼痛，晚期可以出现持续性疼痛或夜间痛。关节局部可有压痛，在伴有关节肿胀时尤其明显。

2.黏着感与晨僵

早上起床时，患者可感觉关节在静止后会出现一段时间的僵硬，且伴着黏着感，俗称晨僵，在活动后缓解，导致这一现象主要是由于睡眠导致活动减少，病变的关节充血水肿从而引起组织紧张、关节僵硬，部分患者在膝关节活动时可有弹响、摩擦音，在疾病中期可出现关节绞锁，晚期关节活动受限加重，最终导致残疾。

3.膝关节积液

膝骨关节病变对导致关节液的分泌过多，从而长期累积可导致关节内部会存在一定的关节液累积，少则3～5mL，多则可达30～50mL。部分患者的膝关节可见肿胀，严重者可出现膝内翻畸形。

4.骨摩擦音（感）

由于关节软骨破坏，关节面不平整，活动时可以出现骨摩擦音（感）。

5.肌肉萎缩

关节疼痛和活动能力下降可以导致受累关节周围肌肉萎缩，关节无力。

6.O形腿或X形腿

病变中期，患者软骨会出现摩擦受损而变形，从而出现O形腿或X形腿症状。

（五）诊断标准

根据中华医学会骨科学分会关节外科学组的2018版骨关节炎诊疗指南。

第一，近1个月内反复的膝关节疼痛。

第二，X线片（站立位或负重位）示关节间隙变窄，软骨下骨硬化和（或）囊性变，关节边缘骨赘形成。

第三，年龄≥50岁。

第四，晨僵时间≤30分钟。

第五，活动时有骨摩擦音（感）。

满足诊断标准（1）+（2）条或（1）+（4）+（5）或（1）+（3）+（4）+（5）条，可诊断膝关节骨关节炎。

（六）治疗

OA的治疗目的是缓解疼痛，延缓疾病进展，矫正畸形，改善或恢复关节功能，提高患者生活质量。OA的总体治疗原则是依据患者年龄、性别、体重、自身危险因素、病变部位及程度等选择阶梯化及个体化治疗。

1.基础治疗

对病变程度不重、症状较轻的OA患者是首选的治疗方式。强调改变生活及工作方式的重要性，使患者树立正确的治疗目标，减轻疼痛、改善和维持关节功能，延缓疾病进展。

（1）健康教育

医务工作者应通过口头或书面形式进行OA的知识宣教并帮助患者建立长期检测及评估机制，根据每天活动情况，建议患者改变不良的生活及工作习惯、避免长时间跑、跳、蹲，同时减少或避免爬楼梯、爬山等。减轻体重不但可以改善关节功能，而且可减轻关节疼痛。

（2）运动治疗

在医师的指导下选择正确的运动方式，制订个体化的运动方案，从而达到减轻疼痛，改善和维持关节功能，保持关节活动度，延缓疾病进程的目的。

①低强度有氧运动：采用正确合理的有氧运动方式可以改善关节功能，缓解疼痛。应依据患者发病部位及程度，在医师的指导下选择。

②关节周围肌肉力量训练：加强关节周围肌肉力量，既可改善关节稳定性，又可促进局部血液循环，但应注重关节活动度及平衡（本体感觉）的锻炼。由医师依据患者自身情况及病变程度指导并制订个体化的训练方案。常用方法：股四头肌等长收缩训练；直腿抬高加强股四头肌训练；臀部肌肉训练；静蹲训练；抗阻力训练。

③关节功能训练：主要指膝关节在非负重位的屈伸活动，以保持关节最大活动度。常用方法包括：A.关节被动活动；B.牵拉；C.关节助力运动和主动运动。

（3）物理治疗

主要是通过促进局部血液循环、减轻炎症反应，达到减轻关节疼痛、提高患者满意度的目的。常用方法包括水疗、冷疗、热疗、经皮神经电刺激、按摩、针灸等。不同治疗方法适用人群不同，但目前经皮神经电刺激、针灸的使用尚存一定争议，临床医师应根据患者的具体情况选择合适的治疗方法。

（4）行动辅助

通过减少受累关节负重来减轻疼痛和提高患者满意度，但不同患者的临床收益存在一定差异，患者必要时应在医师指导下选择合适的行动辅助器械，如手杖、拐杖、助行器、关节支具等，也可选择平底、厚实、柔软、宽松的鞋具辅助行走，但对改变负重力线的辅助工具，如外侧楔形鞋垫尚存在争议，应谨慎选用。

2.药物治疗

应根据OA患者病变的部位及病变程度，内外结合，进行个体化、阶梯化的药物治疗。

（1）非甾体抗炎药物

能够减轻肿胀和疼痛，抑制炎症反应，是OA治疗的常规药物。包括局部外用药物和全身应用药物。

①局部外用药物：在使用口服药物前，建议先选择局部外用药物，尤其是老年人，可使用各种NSAIDs类药物的凝胶贴膏、乳胶剂、膏剂、贴剂等，如氟比洛芬凝胶贴膏。局部外用药物可迅速、有效缓解关节的轻、中度疼痛，其胃肠道不良反应轻微，但需注意局部皮肤不良反应的发生。对中、重度疼痛可联合使用局部外用药物与口服NSAIDs类药物。

②全身应用药物：根据给药途径可分为口服药物、针剂以及栓剂，最为常用

是口服药物。

③用药原则：A.用药前进行危险因素评估，关注潜在内科疾病风险；B.根据患者个体情况，剂量个体化；C.尽量使用最低有效剂量，避免过量用药及同类药物重复或叠加使用；D.用药3个月后，根据病情选择相应的实验室检查。

④注意事项：口服NSAIDs类药物的疗效与不良反应对于不同患者并不完全相同，应参阅药物说明书并评估服用NSAIDs类药物的风险，包括上消化道、脑、肾、心血管疾病风险后选择性用药。如果患者上消化道不良反应的危险性较高，可使用选择性COX-2抑制剂，如使用非选择性NSAIDs类药物，应同时加用H_2受体拮抗剂、质子泵抑制剂或米索前列醇等胃黏膜保护剂。如果患者心血管疾病危险性较高，应慎用NSAIDs类药物（包括非选择性和选择性COX-2抑制剂），同时口服两种不同的NSAIDs类药物不但不会增加疗效，反而会增加不良反应的发生率。

（2）镇痛药物

对NSAIDs类药物治疗无效或不耐受者，可使用NSAIDs、阿片类镇痛剂、对乙酰氨基酚与阿片类药物的复方制剂。但需强调的是，阿片类药物的不良反应和成瘾性发生率相对较高，建议谨慎采用。

（3）关节腔注射药物

可有效缓解疼痛，改善关节功能，但该方法是侵入性治疗，可能会增加感染的风险，必须严格无菌操作及规范操作。

①糖皮质激素起效迅速，短期缓解疼痛效果显著，但反复多次应用激素会对关节软骨产生不良影响，建议每年应用最多不超过2~3次，注射间隔时间不应短于3~6个月。

②玻璃酸钠：可改善关节功能，缓解疼痛，安全性较高，可减少镇痛药物用量，对早、中期OA患者效果更为明显。但其在软骨保护和延缓疾病进程中的作用尚存争议，建议根据患者个体情况应用。

③生长因子和富血小板血浆：可改善局部炎症反应，并可参与关节内组织修复及再生，但目前对于其作用机制及长期疗效尚需进一步研究。临床上对有症状的OA患者可选择性使用。

（4）缓解OA症状的慢作用药物

包括双醋瑞因、氨基葡萄糖等，有研究认为这些药物有缓解疼痛症状、改善关节功能、延缓病程进展的作用，但也有研究认为其并不能延缓疾病进展。目前，该类药物对OA的临床疗效均尚存争议，对有症状的OA患者可选择性使用。

（5）抗焦虑药物

可应用于长期持续疼痛的OA患者，尤其是对NSAIDs类药物不敏感的患者，可在短期内达到缓解疼痛、改善关节功能的目的，但应用时需注意药物不良反应，包括口干、胃肠道反应等。目前，尚需进一步的远期随访研究证明其在OA治疗中的作用，建议在专科医师指导下使用。

（6）中成药

包括含有人工虎骨粉、金铁锁等有效成分的口服中成药及外用膏药。目前，有研究表明中药可通过多种途径减轻疼痛、延缓OA的疾病进程、改善关节功能，但对于其作用机制和长期疗效尚需高级别的研究证据。

3.手术治疗

OA的外科手术治疗包括关节软骨修复术、关节镜下清理手术、截骨术、关节融合术及人工关节置换术，适用于非手术治疗无效、影响正常生活的患者，手术的目的是减轻或消除患者疼痛症状、改善关节功能和矫正畸形。

（1）关节软骨修复术

采用组织工程及外科手段修复关节表面损伤的透明软骨，主要适用于年轻、活动量大、单处小面积负重区软骨缺损，对退行性关节炎的老年患者、多处损伤、激素引起坏死等效果较差。包括自体骨软骨移植、软骨细胞移植和微骨折等技术。

（2）关节镜下清理术

关节镜兼具诊断和治疗的作用，对伴有机械症状的膝关节OA治疗效果较好，如存在游离体、半月板撕裂移位、髌骨轨迹不良、滑膜病变、软骨面不适合等，通过关节镜下摘除游离体、清理半月板碎片及增生的滑膜等，能减轻部分早、中期OA患者症状，但有研究认为其远期疗效与保守治疗相当。对伴有机械症状但关节间隙狭窄较明显的患者，关节镜手术的益处可能有限。

（3）截骨术

截骨术多用于膝关节OA，能最大限度地保留关节，通过改变力线来改变关节的接触面。适合中青年活动量大、力线不佳的单间室病变，膝关节屈曲超过90°、无固定屈曲挛缩畸形、无关节不稳及半脱位、无下肢动静脉严重病变的患者。

膝关节截骨术包括：

①胫骨近端截骨术，多用于合并股胫关节内翻较轻，胫骨平台塌陷小于0.5cm，髌股关节基本正常的患者，截骨后易愈合，患者术后主观和客观临床结果评分均明显改善。

②股骨远端截骨术，主要用于矫正膝外翻畸形合并膝关节外侧间室OA的患者。适用于股胫外翻较轻，关节线倾斜不重，胫骨外侧平台塌陷小于0.5cm。

③腓骨近端截骨术：近年来新兴起的技术，术后近期能缓解膝关节疼痛，适用于内翻角小于100°的内侧间室退行性OA患者，短期随访KSS、VAS评分等均有大幅改善，远期疗效有待高级别的循证医学证据支持。

（4）关节融合术

实施关节融合术后会造成关节功能障碍，现已不作为大关节OA的常规治疗手段。但对于严重的慢性踝关节、指或趾间关节OA且非手术治疗无效者，融合术成功率高。

（5）人工关节置换术

人工关节置换是终末期OA成熟且有效的治疗方法，应用日益广泛，膝关节置换术：

①全膝关节置换术，适用于严重的膝关节多间室OA，尤其伴有各种畸形时其远期疗效确切，全膝关节置换术后15年生存率为88%～89%。

②单裸置换术，适用于力线改变5°～10°、韧带完整、屈曲挛缩不超过15°的膝关节单间室OA患者。单髁置换术后15年假体生存率为68%～71%。全膝关节置换术与单髁置换术后KOS-ADIS、HAAS评分等的短期随访结果相似，且均较截骨术有更好的运动和生存率优势。

③髌股关节置换术，主要适用于单纯髌股关节OA患者。

二、人工全膝关节置换术的围手术期护理

人工全膝关节置换是在近代人工髋关节成功应用于患者后逐渐发展起来的一种治疗膝关节疾病的新技术，主要目的是缓解关节疼痛、矫正畸形、恢复和改善关节的运动功能，力求短期内尽快恢复患者的肢体功能。膝关节置换术能非常有效地根除晚期膝关节病痛，极大地提高患者的生活质量的手术，被认为是治疗终

末期或严重的膝关节炎最有效、最成功的手术之一。由于该手术适用群体大多数为老年人，随着我国老龄社会的到来，全膝关节置换术手术量预计将持续增长。但手术不能解决所有的问题，如果忽视术后的护理和功能锻炼，就会加速关节的老化、松动，影响手术效果，从而给患者的生活带来不便。

（一）术前护理

术前护理可以给患者创造一个良好的积极心态，有利于手术的顺利进行。

1.评估知识与心理状态

术前要先评估患者对手术知识的了解程度和心理状态。一方面可以利用各种宣传资料和生动的模型、图片来向患者讲解人工全膝关节置换术的相关知识，比如手术的目的、方法、体位等，还可以向患者介绍麻醉的方法和体位，使患者对手术的相关知识有所了解；另一方面要鼓励患者增强康复的信心，介绍手术的成功病例，消除患者的恐惧心理，最终让所有患者能以较佳的心理状态来进行手术。对急于求成者，指导其掌握合适的锻炼方法，循序渐进，量力而行；对过于谨慎者，则设法消除其顾虑，鼓励并帮助其进行锻炼，最终使所有患者均以较佳的心理状态进行康复训练，从而达到康复的目的。

2.常规的准备工作

第一，积极协助医师完善各项检查术前检查，包括血标本的采集、心电图及膝关节X线检查，向患者讲解各项检查的目的及注意事项。

第二，吸烟者劝其戒烟，以避免对呼吸道的刺激，减少分泌物，并可避免因吸烟引起血液黏稠度升高，血流缓慢，而增加深静脉血栓的机会，指导患者掌握深呼吸和有效咳嗽的方法，以增加肺通气量，利于痰液排出，避免或减少肺部感染的发生。

第三，督促患者做好个人卫生，特别是术野周围要彻底清洁，术前晚常规用氯己定抗菌沐浴露进行沐浴，术前30分钟使用抗生素等术前用药。

第四，学习使用便器，练习在床上进行大小便。

第五，无胃肠道动力障碍患者术前6小时不能进食固体的食物，术前2小时不能进食清流质，如菜汁、米汤、豆浆、牛奶等。

第六，手术前洗澡，更换衣服，手术当天早晨要禁食、水，取下贵重物品及活动性的义齿。

第七，适应术后体位：患肢抬高，高于心脏15~20cm。

第八，术前指导患者进行股四头肌锻炼，具体方法：取仰卧位，做大腿股四头肌的收缩运动，10个动作为一组，每次3组，3次/天。指导患者取平卧位，下肢伸直抬高，然后放下，反复进行此动作，有效进行直腿抬高锻炼，练习股四头肌收缩力量，为术后恢复打下良好基础。

（二）术后护理

1.术后一般护理措施

第一，严密监测患者的生命体征、意识的变化。

第二，观察伤口渗血情况。

第三，观察患者有无打哈欠、出虚汗等休克先兆现象，观察疼痛的程度、性质、位置及患肢末梢血液循环。

第四，嘱患者多饮水，每天饮水量超过2500mL，预防尿路感染及深静脉血栓。

第五，在腘窝、小腿处置软枕以抬高患肢，膝关节保持屈膝伸直位。

第六，指导并协助全膝置换术后第2天的患者可坐在床沿做膝关节屈膝伸直运动；10次/组，3组/次，3次/天，但患肢肿胀明显者例外。

第七，若患肢能较连贯做等张运动时，术后1~2天应鼓励患者扶助行器下床练习站立行走，患肢不负重。

第八，腰麻手术后常规去掉枕头平卧6小时，6小时才可以进食、饮水；全麻手术后，患者可以垫枕头，4小时之后就可以进食、饮水。

第九，手术当天可以吃清淡少油的食物，一次不宜太饱，应少量多餐。术后第2天可以正常饮食，注意加强营养。

2.引流管的护理

保持引流管通畅并妥善固定，防止扭曲、受压，保持有效引流及负压状态，观察引流液的颜色、性质、量并妥善固定，每天引流量少于50mL时可拔除引流管；保持切口敷料清洁、干燥，若渗血、渗液时，引流量24小时≥500mL、色鲜红，应及时报告医师；防止引流液回流，更换引流袋时绝对严格无菌操作，引流管1~2天后拔除。

3.疼痛的护理

全膝关节置换术后疼痛不仅与手术创伤有关，亦与患者焦虑水平呈正相关，良好的疼痛管理不仅能够改善患者主观感受，减轻恐惧心理，增强术后康复的信心，而且有利于促进术后膝关节功能锻炼。因此，患者住院后应开始采取疼痛干预措施，即给患者进行疼痛、各种镇痛药物知识及疼痛评分方法等知识的宣教和讲解，及时进行疼痛评估可避免术后疼痛给患者带来的痛苦及心理变化。良好的疼痛管理，为患者术后功能康复提供了有力的保证。

4.患肢的护理

术后应保持患肢的功能位，正确变换体位可防止出现术后并发症，使患者舒适，为患者早日康复奠定基础。协助患者翻身时，避免压迫患肢，影响血运。观察肢体的颜色、温度，检查足背动脉搏动情况。评估患肢的感觉、运动功能，观察患肢肿胀情况。使用低分子肝素期间，观察患者有无出血征象，如伤口渗血增加、皮下出血、鼻出血等。

5.饮食指导

患者多为老年人，体质差，手术创伤大，术后应给予含维生素、蛋白质、高钙、易消化食物，如芹菜、菠菜、瘦肉、豆制品等。必要时输血、血浆制品增强机体抵抗力。禁牛奶、豆类、甜食等。

6.并发症的预防和护理

（1）感染的观察与护理

感染多发生在术后早期，其发生率可达4.1%，是造成手术失败的主要原因之一，感染一旦发生，处理困难，致残率高，并有较高的病死率，此外肺部及泌尿系统感染亦是常见的并发症。术后应保持切口敷料清洁干燥，负压吸引通畅，严密观察引流液的颜色、性质、量，防止引流液倒流，换药时严格无菌操作，严密观察体温变化并及时报告医师，鼓励患者做有效的咳嗽及深呼吸，为患者拍背，有效地清理呼吸道，以防坠积性肺炎，鼓励患者多饮水，保持留置导尿管通畅及会阴部清洁能有效地防止泌尿系统感染。

（2）静脉栓塞的观察及护理

静脉血栓栓塞（包括肺栓塞和深静脉栓塞）是术后严重并发症之一，发生率高达84%，患者长期卧床且在治疗过程中由于血液处于高凝状态、血流缓滞，极易生成血栓。血栓脱落后可发生肺、脑栓塞，高龄、肥胖、功能不全、长期卧床制动等是静脉血栓的危险因素。术后应注意严密观察患者的神志、反应灵敏度、呼吸、肢体血运、皮色、皮温是否正常、有无疼痛、肿胀及触及条索感等。

（3）假体松动

预防假体松动，应做到不可蹲跪及过度扭曲膝关节，避免剧烈运动，选择比较适合的运动，如步行等。有需要时，应使用助行器。避免负荷过重，应注意控制体重和负托重件。一旦发现膝部负重时疼痛进行性加重且无力，应立即制动，拍膝关节片了解假体情况。

（4）出血

术前应仔细询问有无家族出血倾向、既往出血病史、肝炎史及近期水杨酸类药物、激素、抗凝药物的应用情况，密切观察生命体征及尿量的变化。密切观察引流量，术后1~2小时内应在200~400mL以内，如术后10~12小时内持续出血量超过1000mL，则需引起重视。

（5）血肿

血肿可造成骨质愈合障碍和增加感染机会，多出现在老年患者和术后48~72小时内，关节活动较多的患者，血肿较小者保守治疗，血肿持续增大、皮肤张力增高、局部剧痛，须切开引流和血管结扎。

（三）出院指导

1.出院时间

通常手术后3~5天即可出院。

2.拆线时间

术后2周左右拆线；定时更换伤口敷料，3~5天更换一次，如伤口敷料有无潮湿卷边，应及时更换；注意观察切口处出现红、肿、热、痛，若切口裂开，及时复诊。

3.康复练习

继续进行膝关节屈膝伸直运动，每天锻炼3~4次，每次10~15分钟，目标使膝关节屈曲105°，伸直0°；主要以站立位和行走练习为主。出院后患侧膝关节部分负重，6个月后完全负重。

4.预防感染

如出现牙齿疼痛、感冒、泌尿系统感染、皮肤感染等情况时，需及时去医院处理，预防性使用抗生素，防止假体感染。

5.饮食指导

指导患者的饮食，每日三餐应摄入一些富含纤维素食物（如谷类、芹菜、韭菜等）、高蛋白质（鸡蛋、鱼、虾、瘦肉、豆制品等）、高维生素（如谷类、新鲜蔬菜水果、动物肝脏等）、适量脂肪（如植物油等）的食物。

6.术后随访

第一，术后1.5个月、3个月、6个月、12个月门诊复诊。

第二，术后3个月后门诊摄片复诊。

第三，有任何其他不适，请及时复诊。

三、人工全膝关节置换术的围手术期护理流程

（一）护理评估

1.适应证

膝关节各种炎症性关节炎；胫骨高位截骨术失败后骨性关节炎；原发或继发性软骨坏死性疾病等。

2.禁忌证

全身或局部关节的任何活动性感染；膝关节周围肌肉瘫痪；严重骨质疏松症者等。

（二）术前护理

1.心理护理

介绍手术的必要性和成功病例，消除患者心理负担。

2.饮食护理

给予高热量、高蛋白质、高维生素易消化饮食，增强机体抵抗力。

3.适应性训练

指导掌握有效咳痰方法（床上使用便器、助行器和拐杖正确使用方法；指导患者做股四头肌、腘绳肌等长收缩练习，直腿抬高运动。

4.术前准备

术前1天备皮，防止损伤皮肤；术前12小时禁食，6小时禁水；术前晚口服消

炎、镇痛、镇静药物。

（三）术后护理

1.病情观察

第一，给予心电监测，监测生命体征及血氧饱和度。

第二，观察患肢感觉、温度、颜色、足背动脉搏动、足趾活动情况。

第三，观察伤口有无红、肿、热、痛等征象。

2.患肢体位

平卧位，患肢抬高，保持中立位，患肢尽早做踝泵运动。

3.疼痛护理

积极采取多模式围手术期镇痛，根据患者疼痛评估，遵医嘱按需给药。

4.引流管护理

第一，保持负压引流通畅，观察并记录引流液颜色、性状和量，必要时挤压引流管。若引流量＞100mL/h，色鲜红，报告医生对症处理。

第二，妥善固定，防止扭曲、受压和脱落。

5.导尿管护理

保持尿管通畅，观察尿色、尿量；尽早给予夹闭尿管，有尿意时或定时开放；保持会阴部清洁，嘱多饮水，预防泌尿系统感染。

6.功能训练

（1）术后1~3天

在医务人员指导下床上做股四头肌等长收缩运动及踝泵运动，以促进静脉回流。

（2）术后4~14天

加强膝关节屈伸活动范围，将膝关节置于外展位，进行CPM活动度训练。

（3）术后2~6周

继续上述功能锻炼，并逐渐增加练习时间和频率，加强股四头肌和腘绳肌力量训练。

（四）并发症预防与护理

1.血栓形成和栓塞

第一，鼓励患者做踝泵运动，遵医嘱下肢持续被动活动。

第二，术后早期活动及预防性给予抗凝药物。

第三，观察皮肤颜色、皮温改变。

2.感染

第一，观察伤口敷料渗出情况，及时更换敷料，保持清洁干燥。

第二，保持负压引流通畅。

第三，观察体温变化，尽量缩短各种置管时间。

3.假体移动

第一，告知术后2个月内避免坐矮椅。

第二，体胖者劝其减轻体重。

第三，避免跑、跳、背重物等活动。

4.骨折

第一，功能锻炼期间用力要适当，不要穿拖鞋。

第二，预防骨质疏松。

第三，取得家属配合，共同保护、监督患者训练，防止外伤。

（五）健康指导

第一，弃拐时间因人而异，建议患者使用单拐，上楼以健肢先上，下楼患肢先下。

第二，保持合适体重，避免过多负重、剧烈运动如跳跃、急停转动等。

第三，多进食富含食物，防止骨质疏松。

第四，人工关节使用会磨损、移动，遵医嘱定期复查。

四、人工全膝关节置换术的康复护理

人工全膝关节置换术目前已成为治疗各种疾病导致膝关节毁损病变的重要手段，但只把手术成功寄托在手术技术上，而不进行术后康复训练，则不能达到手术应有的疗效。术后早期功能锻炼能够帮助患者改善膝关节功能，减少坠积性肺炎、泌尿系统感染、下肢深静脉血栓形成等并发症的发生，缩短住院时间，减少住院费用。如何适度地进行功能锻炼，既能进行早期功能锻炼，防止膝关节术后粘连，又能避免不适当的功能锻炼引起局部肿胀、切口感染，甚至关节假体移位等不良并发症的发生也是临床康复过程中必须考虑的问题。术后关节功能恢复的程度与规范、系统、有效的康复训练密不可分。

（一）康复锻炼

1.第一阶段（术后1～2天）

此期以主动活动为主，以促进血液循环、提高肌力、防止血栓形成和防止组织粘连为目的。

（1）踝泵运动

①锻炼方法：平卧位伸直膝关节，双踝放松，背伸踝关节，背伸时达到最大限度，坚持5秒；然后跖屈踝关节，跖屈时达到最大限度，坚持5秒。如此反复练习。

②目的：此项运动可活动踝关节，促进患肢末梢血液循环，防止下肢静脉阻滞及锻炼小腿肌群。手术后当天即可在床上做此运动。

（2）膝关节伸直练习

①锻炼方法：将腿伸直放在床上，用软垫垫于足跟处，并将双手放在膝盖上方，轻轻下压，使腿尽量伸直，每次维持5分钟左右，到患者不能忍受的疼痛程度为止。术后第2天可做，尤其术前伴有屈曲挛缩畸形的患者。

②目的：这是锻炼伸直的最好方法。

（3）转动踝关节

由内向外转动您的踝关节；每天3～4次，每次重复5分钟。

2.第二阶段（手术后3～14天）

此期的重点是恢复膝关节活动度，至少为0°～90°；其次是肌力恢复锻炼。

（1）直腿抬高

①锻炼方法：尽量伸直膝关节，收紧大腿肌肉，用力抬高下肢，一般抬高高度为30～40cm，大约两个脚掌的高度，持续10秒后下降至一个脚掌的高度再持续10秒后放下。如此反复进行，直到大腿疲惫为止。

②目的：此项运动可加强股四头肌肌力。刚开始是可在旁人协助下进行，之后慢慢即可自行抬起，需坚持锻炼。每组10次，每天3～4组。

（2）床边屈膝训练

①锻炼方法：患者坐在床边，双侧小腿自然下垂，行屈曲锻炼，逐渐增加屈曲角度，患肢完全在重力下被动屈膝，健侧下肢置于手术侧前方，辅助膝关节进一步屈曲。

②目的：恢复膝关节活动度。

（3）站立位屈膝练习

借助助行器或双拐平稳站立，尽量屈髋、屈膝，然后保持5～10秒，伸直膝关节。重复练习直到感觉有些疲劳。

（4）床上屈伸膝关节

保持脚在床上滑动尽量屈曲膝关节，在最大屈曲位保持5～10秒钟，然后伸直膝关节。

3.第三阶段（术后2～6周）

（1）目的

此期的主要目的是增强肌肉力量，保持已获得的膝关节活动度。

（2）锻炼方法

①屈膝下蹲：双手握床架或其他固定物，逐渐屈膝下蹲，要求膝关节屈曲达到或超过95°。如患者体力不佳，可选择坐于床边，两手扶床，双下肢自然下垂，健侧足压在患侧小腿上，帮助膝关节尽量屈曲，屈膝角度逐渐加大，直至达到或超过95°，每次屈膝到底时应滞留5秒再放松。

②患肢负重及抗阻训练：患者换用拐杖练习行走，加强行走步态训练，训练平衡能力，逐步脱离拐杖在旁人保护下练习行走，进一步改善关节活动范围。

（二）日常生活注意事项

刚开始上、下楼梯时，需要借助楼梯的扶手，一次只能迈一步。上楼梯时先迈"好"腿（没做手术的一侧），下楼梯时先迈"坏"腿（手术侧的腿），简便记忆成"上好下坏"。

（三）康复训练的注意事项

康复训练的量应当由小到大，循序渐进，以不引起患膝不适为宜，避免跌倒。一些患者可能会出现膝关节的酸痛，尤其是在白天较大的活动量后。这是康复过程中的正常反应，疼痛程度与术前膝关节的功能状态有关。可以口服或外用一点抗炎镇痛药物，抑制软组织水肿和疼痛，同时适当调整活动量。

避免过多的负重，并且避免在负重的情况下反复屈伸膝关节。通常术后10周可以脱拐行走，从事大多数日常活动。保持体重，避免骨质疏松。可以选择适当的活动以保持关节功能、控制体重，如散步、游泳、骑车和跳舞。但对于爬山、爬楼梯或跑步等有损关节的运动，建议不做或少做。避免剧烈跳跃、急转急停。

（四）预防关节感染

如果身体受到感染，则细菌有机会随血液流进入工关节内，导致关节发炎。为了预防关节感染，须注意以下事项。

第一，注意预防和治疗身体疾病，如呼吸道感染、尿道炎、脓肿等。

第二，保持牙齿健康，如脱牙或补牙应通知医师，给予预防性使用抗生素。

第三，保持均衡营养。

（五）术后随访

第一，出院后继续伤口换药，每3~4天1次，确保无菌敷料完全覆盖伤口。

第二，如切口处出现红肿热痛，切口裂开或有渗液时，应及时复诊。

第三，如伤口愈合良好，可于术后3周左右，根据伤口愈合情况拆线。

第四，出院后应继续行功能锻炼，如锻炼欠佳或有疑问，请及时就诊。

第五，术后1个月、2个月、3个月、6个月门诊复查，或有不适时可随诊。

第三节　肩关节病的康复护理

一、肩关节病的基础知识

肩关节是人体四大关节中最为灵活的关节，没有肩关节的灵活运动，人类的上肢就不可能完成许多复杂的动作。在体育锻炼和劳动中起着非常重要的作用，所以肩关节疾病会严重影响人们的生活质量，临床医师必须对此类疾病给予及时准确的诊断和治疗。由于肩关节是人体活动度最大的关节，骨骼发育不良不利于肩关节的稳定，其稳定性严重依赖肌肉和关节囊韧带等软组织的完整性。在体育运动和生活劳动当中，往往由于意外事件，肩关节创伤性脱位，其中90%为前脱位。经常参加冲撞性体育活动或过头体育活动的运动员更容易导致复发性肩关节半脱位或脱位。近年来，肩关节疾病的诊断和治疗取得了革命性的发展，成为骨科领域另一个重要分支。

（一）定义

1.肩关节的定义

肩关节是上肢与躯干连接的部分，由肩胛骨、锁骨、肱骨、韧带、关节囊及肌肉群相互连接而成。且由它们（尤其是肌肉群）维持较大运动量的上肢运动。因慢性劳损积累，强力扭转或挫伤，以及肩部感受风、寒、湿邪，均引起肩关节构成的软组织损伤、撕裂，非细菌性炎症等反应而出现肩周关节处的疼痛及功能障碍。肩部疼痛较为多见，困扰许多患者，尤其是中老年患者。

2.肩关节疾病的分类

（1）肩关节炎

①类风湿关节炎。

②骨性关节炎。

③创伤性关节炎。

④肱骨头缺血性坏死。

⑤肩袖撕裂。

（2）肩关节损伤

①肩袖损伤。

②肩峰下撞击症。

③冻结肩。

④肱二头肌长头腱损伤。

⑤肩关节不稳。

（3）肩峰下滑囊炎。

（4）周围神经炎。

（5）肩-手综合征。

（6）肩关节结核。

（7）肩部肿瘤。

其中，肩袖损伤发病率占肩关节疾病总数的17%～41%，且有上升趋势。

（二）肩袖损伤

1.肩袖和肩袖损伤的定义

肩袖是覆盖于肩关节前、上、后方之肩胛下肌、冈上肌、冈下肌、小圆肌等肌腱组织的总称，呈一个袖套状包绕肱骨头，位于肩峰和三角肌下方，与关节囊紧密相连。肩袖又称为旋转袖，是由各种肌腱组成的一组肌腱复合体，对维持肩关节的稳定和活动起着至关重要的作用。

肩袖损伤是指在肩关节外展时，肩袖肌下压肱骨头，使上肢得以抬起或旋转运动。这些肌腱的撕裂叫肩袖损伤。

肩袖是肩关节的重要组成部分，出现损伤会严重影响患者的生活质量。

2.病因

肩袖损伤是多种因素共同作用的结果，其内在因素包括肩袖肌腱存在乏血管区和肩袖本身的退变，外在因素包括肩峰下撞击、肩关节的过度活动和不同程度的肩部外伤。肩袖损伤约95%是由肩峰撞击和磨损引起。

3.流行病行特点

肩袖随着年龄的增长及肩部的劳损，逐渐发生退行性变化，故肩袖损伤多见于40岁以上的中年人，而由外伤引起的肩袖损伤则多见于青壮年。肩袖损伤是一种常见病，并且近年来发病率有不断增高的趋势。在60岁以上人群中的肩袖损伤发病率为20%～30%，70岁以上人群50%，80岁以上人群近80%，随着人老龄化不断进展，肩袖疾病今后会逐渐成为重要的社会健康问题。

4.肩袖损伤的临床症状

（1）疼痛与压痛

肩袖损伤是造成肩关节疼痛和功能障碍的常见原因。常见部位是肩前方痛，位于三角肌前方及外侧。此类患者发病时大多无外伤等明显病因，急性期疼痛剧烈，呈持续性；慢性期呈自发性钝痛。在肩部活动后或增加负荷后症状加重。被动外旋肩关节也使疼痛加重。夜间症状加重是常见的临床表现之一。压痛多见于肱骨大结节近侧，或肩峰下间隙部位。

（2）功能障碍

肩袖大型断裂者，主动肩上举及外展功能均受限。外展与前举范围均小于45°。但被动活动范围无明显受限。患肢无法顺利实现外展运动且伴上举无力，病情较重者则存在肩部不稳感。

（3）肌肉萎缩

病史超过3周以上者，肩周肌肉有不同程度的萎缩，以三角肌、冈上肌及冈下肌较常见。其中冈上肌萎缩发生率较高，此类患者大多表现为肩前方与大结节间隙明显压痛，活动时可闻（或触及）磨砂音。

（4）关节继发性挛缩

病程超过3个月者，肩关节活动范围有程度不同的受限，以外展、外旋及上举受限较明显。

5.治疗原则和具体方法

（1）非手术治疗

临床上对患者受伤至就诊时间间隔不超过3个月、非巨大损伤者多倾向于非手术治疗。

①休息制动：包括休息、三角巾悬吊、制动2～3周，以免加重损伤，同时局部给予冰敷等物理疗法，以消除肿胀及止痛。疼痛缓解之后即开始做肩关节功能

康复训练。

②牵引：仰卧位，上肢零位牵引，即在上肢处于外展及前上举各155°位做皮肤牵引，以患者耐受程度确定牵引力，持续时间3周。牵引的同时做床旁物理治疗，2周后，每天间断解除牵引2~3次，做肩、肘部功能练习，防止关节僵硬。也可在卧床牵引1周后改用零位肩人字石膏或零位支具固定，以便于下地活动。零位牵引有助于肩袖肌腱在低张力下得到修复和愈合，在去除牵引之后也有利于利用肢体重力促进盂肱关节功能的康复。

③封闭：肩袖损伤疼痛剧烈者根据X线检查结果、局部压痛点确定封闭部位，可采用1%利多卡因加糖皮质激素做肩峰下滑囊或盂肱关节腔内注射。常见的糖皮质激素为泼尼松、甲泼尼松、倍他米松等，具有抗炎、抗过敏、抗休克等作用。起效迅速，短期缓解疼痛效果显著，但反复多次应用激素会对关节软骨产生不良影响，建议每年应用最多不超过2~3次，注射间隔时间不应短于3~6个月。

④药物治疗

A.非甾体抗炎药：是指一类不含糖皮质激素而具有抗炎、解热、镇痛作用的药物。相对于糖皮质激素而言，这类药物的化学结构中缺乏糖皮质激素所具有的甾环，而又具有解热、镇痛、抗炎等功效，是药物治疗骨关节炎的一线药物，同时也可广泛地运用于其他骨关节病、风湿性疾病和疼痛性疾病，以减轻可对抗炎症反应，用于缓解关节水肿和疼痛改善骨关节功能。可选用布洛芬、西乐葆、洛索洛芬钠片。

B.硫酸软骨素：用于治疗神经痛、神经性偏头痛、关节炎、关节痛以及肩胛关节痛等，作为治疗关节疾病的药品，与氨基葡萄糖配合使用，具有止痛，促进软骨再生的功效，可以从根本改善关节问题。但也存在个别患者有胸闷、恶心、牙龈少量出血等现象。

C.透明质酸钠：为关节腔滑液的主要成分，在关节起到润滑作用，减少组织间的摩擦，关节腔内注入后可明显改善滑液组织的炎症反应，增强关节液的黏稠性和润滑功能，可以保护关节软骨，缓解疼痛，增加关节的活动度。口服药物治疗效果不佳者，可联合关节腔注射透明质酸钠，通常每周1次，连续5次为1个疗程，每半年使用1个疗程。研究发现，在其注射1个疗程后2周，局部关节疼痛大多明显缓解。仅适用对NSAEDs药物治疗4~6周无效的严重骨性关节炎或不能耐受NSAIDs治疗、持续疼痛、积液明显者。系统回顾研究发现，首次接受关节腔注射糖皮质激素者疼痛缓解率相对高。

D.甲钴胺片：适应证为周围神经病，偶有食欲不振、恶心、呕吐、腹泻等胃肠道反应，少见皮疹等过敏反应。肩关节镜术后患者口服甲钴胺片，营养周围神经促进关节术后的康复。注意如果服用1个月以上无效，则无须再服用。

（2）手术治疗

肩袖大型撕裂、非手术治疗无效的肩袖撕裂，以及合并存在肩峰下撞击因素的病例需进行手术治疗。手术治疗肩袖损伤的主要目的在于阻断病理过程、缓解或消除疼痛症状、使肩关节功能得到有效恢复。肩袖损伤如治疗不恰当，容易使肩袖撕裂加大。肩袖损伤的手术治疗经过了从切开到小切口再到关节镜手术的过程。目前肩关节镜修复术已成为首选治疗方式。关节镜手术能探查肩关节内部的损伤情况，在较小创口下修复部分或完全撕裂的肩袖、清除病灶术、切除喙肩韧带进行肩峰下减压等。

二、肩关节镜术的围手术期护理

肩关节镜术是治疗肩关节疾病的主要手段之一，是减轻患者患肢疼痛，保持肩关节的稳定性，以增加患肢活动度用于提高患者生活质量为目的的手术，关节镜术后不能解决所有的问题，所以围手术期护理与功能锻炼更是直接影响了手术的最终结果。

（一）术前护理

肩关节镜护理包括手术前、手术中及手术后对患者进行的护理，对避免术中意外、保证手术的成功、预防术后合并症的发生都十分重要。因为患者病情各异，接受的手术也各不相同，所以对手术患者的术前护理措施既有共同的一面，也有个体的特异性。

1.评估知识与心理状态

术前要先评估患者对手术知识的了解程度和心理状态。一方面为患者提供安静、舒适的病房环境，耐心细致地做好解释工作，使患者对手术有充分的认识，以解除其顾虑、缓解其紧张情绪。一方面向患者发放肩关节功能锻炼手册，必要时进行演示，告知患者术后的功能锻炼是一项艰苦的治疗过程，只有坚持才能得到最好的康复。为患者介绍成功的病例，动员康复者现身说法，使患者树立信心，更好地配合治疗及锻炼。

2.常规的准备工作

第一，了解患者的心理反应，加强护理，让患者了解手术过程及意义，树立信心，配合手术。

第二，详细了解病史，注意有无药物过敏史。

第三，术前做好各项检查。根据手术需要进行血常规、肝功能、肾功能、血型、胸部X线片及心电图检查等或其他特殊检查，为手术顺利进行提供依据。

第四，要纠正患者的营养状况，患者术前的营养情况对术后伤口愈合及身体恢复有直接的影响。要注意给予患者新鲜蔬菜水果及高蛋白质、高维生素、高含钙质食物，必要时给予静脉营养，以增强机体抵抗力。

第五，督促患者做好个人卫生，特别是术野周围要彻底清洁，术前晚常规用氯己定抗菌沐浴露进行沐浴，术前30分钟使用抗生素等术前用药。观察局部皮肤情况，若有异常情况（如毛囊炎等）应停止手术。

第六，手术前一晚应给患者镇静药，保证充分睡眠。

第七，无胃肠道动力障碍患者术前6小时不能进食固体的饮食，术前2小时不能进食清流质，如菜汁、米汤、豆浆、牛奶等。

第八，取下贵重物品及活动性的义齿。

第九，学习肱二头肌的锻炼：患者呈仰卧位，患肢用颈腕带悬吊固定，肘与胸之间垫一软枕，使肩关节保持轻度外展位。

第十，练习佩戴支具后利用健侧肢体支撑上下床及翻身移动。

（二）术后护理

1.术后一般护理措施

术毕后回病房搬上床时应采用3人平托法，将患者抬上病床。

第一，应严密监测患者的血压、脉搏、呼吸、血氧饱和度，以及意识的变化，每15分钟一次。

第二，观察伤口渗血、渗液，肢体肿胀、疼痛情况，检查足背动脉搏动，防止绷带包扎过紧引起的血液循环障碍。

第三，肢体手术切口的部位，应注意局部冰敷，每2小时一次，每次15分钟左右，注意冰敷局部有无冻伤。

第四，麻醉清醒后应鼓励患者进行早期床上的功能锻炼，如捏皮球、深呼吸等。

第五，腰麻手术后常规去掉枕头平卧6小时，6小时才可以进食、饮水；全麻手术后，患者可以垫枕头，4小时之后就可以进食、饮水。

第六，手术当天可以吃清淡少油的食物，不宜喝牛奶、豆浆等胀气的食物。术后第2天可以正常饮食，注意加强营养。

第七，患者患肢用颈腕带悬吊固定，肘与胸之间垫一软枕，使肩关节保持轻度外展位，术后患肢抬高，以减轻肢体肿胀，注意关节保暖。

第八，术后第二天下床活动，运用可调式肩关节外展支具进行被动运动。肩袖修补术后为保持肩关节功能位，降低肩关节囊张力，使肩袖韧带在低张力情况下愈合，须使用肩关节外展支具保持外展45°～60°，4～6周，因此，教会患者早期活动时保持身体平衡，做好安全防护。

2.疼痛的护理

疼痛本身可以产生一系列的病理生理改变，呼吸急促、血压上升、烦躁不安，一般采用疼痛药物的对症处理，特别是镇痛泵的应用，有效控制了疼痛。可在手术切口处用冷敷，通过冷对细胞活动的抑制，使神经末梢的敏感性降低，疼痛减轻。同时冷敷也可使局部血管收缩而减少局部出血。

3.并发症的预防和护理

（1）肩关节肿胀的观察及护理

由于手术过程中灌注液持续冲洗，组织间隙有液体渗入以及手术创伤造成组织损伤、水肿，导致肩关节肿胀。术后应严密观察患肢远端的感觉、血液循环、活动功能，指导患者行早期的患肢肢体肌肉收缩运动，并给予外展抬高位，促进血液回流，以降低缝合部位的张力，术后应及时进行局部冰敷，每2小时一次，每次15分钟，减少肿胀、疼痛以及伤口的出血情况，使其更好愈合。

（2）腋神经损伤的观察及护理

常由于肩外侧切口延长甚至偏下，引起腋神经过度牵拉所致，主要表现为肩外展受限。术后遵医嘱给予弥可保肌肉注射营养神经，观察患者患肢的感觉、运动、皮肤温度及颜色，指导患者尽量屈曲、外展、后伸及上举肩关节，可采用爬墙法，以锻炼肩关节范围内的活动。

（3）肺部感染的观察及护理

手术后肩部切口疼痛，导致患者不敢深呼吸及有效咳嗽，又因全身麻醉插管后呼吸道分泌物增加，患者术后2天出现咳嗽、咳痰、黏白痰，胸片示双肺炎性病变，指导患者多饮水，协助患者在保护好切口的情况下做呼吸功能锻炼及有效的咳嗽咳痰的方法。

（4）切口感染的观察及护理

关节镜术后感染的发生率为0.01%～0.8%，手术中直接感染是引起术后早期感染的主要原因，主要表现为体温升高，局部红肿热痛，压痛明显，护理人员对切口有无积液、渗出、红肿情况进行观察、严格无菌操作，定时换药，保持敷料干燥清洁。

（三）出院指导

患者出院前1天，护理人员进行出院指导，告知患者术后2周回院拆线并进行复查，检查其功能锻炼的情况，并指导下一步康复锻炼计划。出院后第1个月，2周复查1次，以后改为每个月复查1次。始终是在手术医师的指导下进行，针对每例患者的病情及锻炼情况适当调整计划。告知患者康复锻炼中出现疼痛是不可避免的，如果疼痛在练习停止30分钟内可减弱或消失，则不会对组织造成损伤，可以坚持锻炼。如疼痛剧烈，伴有红、肿、热、痛，应立即停止锻炼，及时就诊。锻炼后根据疼痛程度可服止痛剂，并及时冰敷以缓解疼痛。肌力的提高是保证关节稳定的重要因素，肌力练习应贯穿康复计划的始终，每次应练习至肌肉有酸胀感为宜。告知患者康复过程中关节肿胀是正常的，直至角度及肌力基本恢复正常时，肿胀才会逐渐消退。如果肿胀突然加重，应及时调整方案，减少活动量，严重时及时复诊。关节镜手术治疗肩峰撞击综合征、冈上肌钙化性肌腱炎、肩锁关节炎、肩袖损伤等疾病效果等同或优于传统的切开手术，然而如果缺乏系统的护理及康复锻炼，将影响患者功能的恢复，术后系统的护理及康复锻炼是肩关节镜手术取得良好效果的重要保证。关节镜手术的操作技术、康复运动程序的选择及患者的配合，是保证治疗最终获得成功的3个重要环节。在整个护理康复锻炼过程中，要经常与患者进行沟通，使患者明白功能锻炼的重要性，尽早进行功能锻炼，可以较快地改善和恢复肩关节功能，取得患者配合，最大限度地调动患者的积极性和主动性，同时告知患者功能锻炼是一个循序渐进的过程，不可急于求成。

三、肩关节镜术的围手术期护理流程

（一）评估

1.特点

手术创伤小、瘢痕少、康复快、并发症少。

2.适应证

肩袖损伤损伤、游离体、肩关节感染、肩峰撞击综合征、肩锁关节炎等。

（二）术前护理

1.心理护理

讲解手术目的，术后需坚持功能锻炼，使患者有充分思想准备。

2.实验室检查

协助完成各项常规检查。

3.术前准备

（1）完成药物过敏试验。

（2）常规备皮；术前晚10时后禁食，12时后禁水。

（三）术后护理

1.常规护理

第一，全麻常规护理，头偏向一侧，4小时禁饮，6小时禁食。

第二，肩关节下垫一软枕抬高患肢，减轻肿胀。

2.术后观察

第一，观察术区伤口有无出血、渗血，及时更换敷料，保持床单位清洁。

第二，观察患肢末梢血液循环，指端颜色、温度、感觉及运动，防止血液循环障碍。

3.功能训练

第一，手术当天即可进行手指、腕关节活动。可进行"张手握拳"练习和屈伸腕关节练习。

第二，术后第2天开始进行患肢肌肉等长收缩练习，如握拳、肘关节伸展练习。

（四）健康指导

第一，注意肩关节保暖，夜间抬高下肢。
第二，继续进行功能锻炼，直至关节疼痛消失，患肢功能恢复正常定期随访。
第三，定期随访。

四、肩关节镜术的康复护理

关节镜20世纪初起源于日本，20世纪70年代后在美国等国家得到长足的发展，现在已经成为标准的诊断方法和治疗技术。关节镜属于微创手术，痛苦小、切口小且美观，近20年来，膝关节镜外科获得很大的成功后，大家开始把重点放到肩关节上来。肩关节镜手术不仅适用于肩袖探查与修复和关节内游离体的取出，还可以用于肩关节的清创，且术后皮肤瘢痕和切口小，不易感染，手术更安全。肩关节虽然是非载荷关节，但肩关节损伤是最常见的运动损伤之一，术后早期康复治疗有助于减轻局部组织水肿和炎症反应，加速组织愈合，减少术后并发症和恢复肩关节的正常力学机制，因此肩关节镜术后患者的康复就显得尤为重要。

（一）卧位

1.术后当天

由于早期置换的肱骨头周围的软组织尚未修复，关节未稳定，如患者体位不正确，肢体活动不当均可造成肩关节脱位，术后可给予平卧位，使用外展支架，使肩关节位于外展50°～60°，前屈45°，旋转中立位。

2.术后1个半月内

术后可采取半卧位或侧卧位，可给予前臂吊带悬吊，上臂垫软枕，保持患侧肩呈中立位，屈肘90°。

（二）康复锻炼

此阶段主要是清除病灶，解除病痛，矫正畸形和改善肩关节的活动，提高生存质量。PSA/TSA术后肩关节的康复治疗对关节的功能恢复至关重要，因此做好患者术前术后的心理护理，并制订系统的术前、术后康复训练计划，循序渐进，才可真正提高肩关节置换患者的关节活动能力和生活自理能力。

1.术前

术前康复训练康复治疗在肩关节镜术前即已开始，即手术未动，康复先行。矫形医师和康复医师必须对患者进行肩关节镜的康复指导。发现患者的自我激励和结果预期可影响患者术后康复练习的积极性。向患者讲明术后的康复程序，如果康复时间较长，应使患者的家属清楚，以达到预期的目的。指导患者正确使用吊带的带上或取下；指导患者必需的日常生活活动（穿衣、做饭、半自理）；指导患者适度地练习（由手术医师确定），同时说明活动范围与强度；还应指导患者进行术后练习及冷敷治疗，并讲解注意事项。因术前训练时会伴有疼痛，所以要求不必太高，以免影响其术后功能锻炼的信心。

2.术后当天

此期为被动功能锻炼，以增加活动范围为主，尽量减少关节囊、韧带等软组织粘连。所有患者均在有效镇痛（局部冷敷、皮贴剂及口服药物）的基础上进行功能锻炼。比如患肢手捏皮球、适当被动抬肩，以增加活动范围。

3.术后第1天后

（1）早期康复计划（术后1~3天）

①术后第1天在床上做握拳及放松训练，最大限度握拳，过伸掌指关节，持续10秒，每次5分钟，8次/天。

②术后2~3天，健肢协助患肢最大限度伸、屈肘关节，每次10分钟，4~6次/天。

③术后第3天被动活动肩关节，坐起，下地行走，在一定范围内，被动前后摆动肩关节，8次/天，手、肘的主动活动增至12次/天，也可用CPM进行肩关节被动屈伸，自15°始，每天增加5°。以促使术肢远端肌力、手腕关节功能的尽早恢复。

（2）中期康复计划（术后4天至6周）

以健侧肢体协助做伸屈肘运动，仰卧位时外旋和上举运动，外旋运动时屈肘90°。健侧手握住腕部上举过肩并用手触前额，逐渐超过头部，每天4次，每次10分钟。而肩关节则以被动锻炼为主，因术中切开肩胛下肌，术后6周内需加以保护，所以6周内不可主动活动肩关节，尤其是肩关节的主动内旋，以利于其恢复。

①术后第4～6天在医师的指导下行肩关节外展、内收活动，自10°始，每天增加2°，每次10分钟，每天5次。

②第7～14天，去除肩外展支具，换用三角巾，在40°范围内主动伸、屈、内收、外展活动。同时增加悬摆练习，令患者弯腰患臂下垂，手持木棍，在地面上进行内旋或外旋画圈，并逐渐增大圈的半径。练习时躯体前屈，是为了减轻患者肌肉克服重力的负担，而且可以使肩部肌肉进一步松弛。肩关节镜术后进行康复时，过早地开始滑轮练习可能造成肱骨近端的骨折，引起大结节的移位。

③6周前不要开始内旋等长肌力锻炼，以避免肩胛下肌的部分撕裂。

（3）后期康复计划（术后7周至1年）

此时有了前两期的被动康复训练的基础，应行肩关节主动锻炼，增加关节活动范围，改善日常生活自理能力。所有患者均行X线检查，有条件者还加做MRI检查，根据具体情况进行肩关节的主动锻炼，可做三角肌等长收缩练习，屈肘90°用健侧手、墙壁等作为阻力，然后等长收缩内外旋肌群。

①术后第6周，三角肌和肩袖的创伤基本愈合，开始逐渐做三角肌和冈下肌的主动练习以上锻炼方式，每天重复5次，每次5分钟。

②术后12周开始行肩关节牵拉和抗阻力训练，利用弹力绷带或拉力器进行内旋、外旋的肌肉锻炼，通过前屈、上举、外旋及内旋、内收等活动进行患肩的牵拉训练。

③术后12周后，在鼓励患者尽早使用术肢完成日常活动的同时，应避免上提或拖拉重物，禁止做投掷、挥动手臂运动。

（三）简易康复护理方法

肩关节镜术后康复可分为三个时期：最大保护期、中度保护期、最小保护期。

1.最大保护期

术后1～3周，保护和被动运动。

第一，固定。术后绷带悬吊固定，肩关节内收、内旋和轻微向前屈曲，肘关节屈曲位。仰卧时上臂下垫枕，保持肩部10～20度屈曲，以降低前方切口和关节囊的张力。

第二，肩部消肿止痛，采用物理因子治疗，温和地按摩，固定时尽量放松肩颈部和上半身肌肉。

第三，手、腕、肘关节的主动运动和被动牵张，内旋肌、外旋肌等长收缩练习。

第四，肩关节被动运动，被动肩关节上举、内旋、外旋活动，滑车练习。

第五，肩助力无痛外旋和屈曲活动。

2.中度保护期

术后4~6周，如果组织结构允许，尽早进行主动运动。

第一，强调肩关节助力运动和主动运动，重新控制肩带肌肉。

第二，让患者在仰卧、侧卧、俯卧、坐位及站位下做开链主动运动。

第三，开始棒操、滑轮、爬墙、钟摆运动等。

第四，上臂紧贴身旁的外旋练习，主动内旋在6周后开始。

第五，肩带肌肉多点等长抗阻练习。

3.最小保护期

7周以后，进一步加强活动度和肌力。

第一，开始肩带肌肉的渐进阻力运动，强调低重量多重复。

第二，开始上肢的闭链运动，增加肩带的稳定。

第三，肩关节轻度牵张，少负荷长时间，自我牵张。

第四，促进上肢的功能性使用，强调速度。

（四）日常生活注意事项

出院前应详细教会每位患者具体的锻炼计划和要求，嘱其应持之以恒、循序渐进地锻炼，不可操之过急，禁止剧烈活动肩关节。

第一，肩关节镜术后的患者不可参加接触性体育运动或反复抬举运动。

第二，术后6周内不可举重超过一杯水重量的物品。

第三，术后6周禁止直抬手臂或将手背到体后。

第四，术后禁止用患侧前臂将自己从床上或椅子上撑起。

（五）术后随访

嘱患者术后1个月、3个月、6个月、9个月、12个月分别来医院复查一次，以后每年复查一次。定期对出院患者进行随访，了解功能康复情况。

第四章
骨伤疾病的康复护理

第一节
颈椎伤病的康复护理

一、颈椎伤病的基础知识

在脊柱伤病的患者中，10%～25%会发生不同程度的脊髓神经损伤，其中因颈椎伤病导致的神经损伤者可高达50%。这些患者平均和中位数年龄在25～35岁之间，80%～85%患者为男性。颈椎伤病最主要的原因为交通伤（45%），其次为摔伤（20%）、运动损伤（15%）、暴力打击（15%）及其他原因（5%）。对于个人和社会而言，对这些颈椎伤病患者的治疗康复都将给其带来巨大的经济负担。

（一）定义

1.什么是颈椎

颈椎是人体脊柱活动度最大的节段，上连颅骨，下连胸椎，共7节，除C_1、C_2和C_3属特殊颈椎外，其余4节颈椎形态基本相似，称为普通颈椎。颈椎有椎间盘和韧带相连，形成向前凸的生理弯曲，具有向下传递头颈部负荷，提供三维空间的生理活动和保护脊髓等生物力学功能。

颈椎的活动包括屈伸、旋转运动。枕颈部包括C_1和C_2的复合体，由于其结构比较特殊，因此是颈部活动的主要节段。颈椎的特点是椎体较小，呈椭圆形，横突上有横突孔，椎动脉和椎静脉由此孔通过；棘突短而分叉；上下关节突的关节近似水平位，使颈部能灵活活动。相邻椎骨上下切迹围成椎间孔，有脊神经和血管通过。

2.什么是颈椎伤病

随着现代工业、交通运输业、建筑业和体育事业的发展，意外事故发生率随之上升，而颈椎外伤占脊柱外伤的50%以上。颈椎是脊柱中最灵活、活动频率最高的椎体，周围缺乏坚强的保护。当人体头颈部遭受直接或间接外力时，都可能造成各种类型颈椎骨折、脱位或急性颈脊髓损伤，根据解剖特点可分为上颈椎损伤和下颈椎损伤，其中以$C_3 \sim C_7$颈椎（下颈椎）损伤最为多见。

（1）上颈椎损伤

指枕-寰-枢椎及其相互间联系的关节、关节囊和韧带结构的损伤。常见类型：寰枕关节脱位；寰枢关节半脱位；寰椎爆裂性骨折；寰椎前弓撕脱骨折；枢椎椎弓骨折；枢椎椎体骨折；齿突骨折；寰枢间韧带损伤、寰枢关节脱位。由于损伤机制不同，可以多类型并存。

（2）下颈椎损伤

指$C_3 \sim C_7$的损伤，亦包括颈胸连接（$C_7 \sim T_1$）处损伤。常见类型有：颈椎半脱位；椎体单纯压缩性骨折；单（双）侧关节突脱位或交锁；椎体爆裂性骨折；椎弓骨折；椎板骨折；棘突骨折；关节突骨折（单侧或双侧）等。

（二）损伤原因及机制

造成颈椎伤病最主要的原因为暴力，常见有后伸暴力、纵向压缩暴力、侧向暴力，也可以是复合暴力。

当发生后伸暴力时，常见跌倒致面部着地或重物直接打击，颈椎过伸，易并发脊髓损伤。而当发生纵向压缩暴力时，暴力直接沿着脊柱纵轴传导，只能发生于能保持直立的脊柱，即颈椎和腰椎，暴力作用于颅顶后，沿着脊柱纵轴向下传导至脊柱产生椎体的暴散骨折。在颈部常合并四肢瘫痪，脊髓常被椎体后部所伤。乘坐高速行驶的车辆骤然刹车，头颈部因惯性作用而猛烈屈曲暴力导致的颈椎外伤也很常见。侧向暴力发生的机会相对少，可造成颈椎侧块关节突的骨折。

在颈部由各种暴力引起的骨折、脱位和骨折脱位的形式取决于脊柱受累的部位以及前方或后方韧带结构是否破裂。

（三）临床表现

1.局部表现

局部软组织的肿胀、疼痛，包括颈项前后部在内明显疼痛，颈部伸展、屈曲和旋转功能受限等，受损脊髓节段平面以下所表现出的神经症状和体征。这是迅速诊断是否存在脊髓损伤的重要依据。

2.全身反应

创伤不仅可以造成局部组织的损伤和机能障碍，而且可以引起全身反应。主要包括：神经应激反应、内分泌系统反应、创伤后代谢反应、创伤后脏器反应、创伤后免疫变化等，严重的脊髓损伤引起上述反应，导致有效循环血量锐减，组织灌注不足，末梢循环衰减，细胞急性缺氧等形式的多器官功能障碍综合征，表现出创伤性休克的一系列表现。早期休克得不到及时治疗可导致急性呼吸窘迫综合征，急性肾功能衰竭，多器官功能衰竭，弥散性血管内凝血。预后差，死亡率高。

3.合并脊髓和神经根损伤

多数颈椎损伤患者合并脊髓损伤，表现为相应脊髓节段不同严重程度的瘫痪或伴有相应神经根疼痛、感觉运动减退。根据脊髓损伤平面不同临床表现也不尽相同，损伤在颈4以上者常合并有呼吸功能障碍，呼吸表浅、缓慢或丧失正常节律。损伤早期可因呼吸衰竭死亡。

（四）诊断标准

颈椎伤病的诊断应根据患者病史，经过全面的临床神经系统检查，再结合X线、CT和MRI等影像学资料以及其他一些辅助检查，才能对脊柱脊髓损伤作出一个综合的比较、全面的评价。一个完整的诊断包括是否伴有脊髓神经损伤、损伤的节段、损伤的平面、脊髓损伤的程度（脊髓休克、不完全性损伤或完全性损伤）、脊柱损伤的类型和程度、损伤对脊柱稳定性的影响（稳定性骨折或稳定性骨折）、完全性瘫痪或不完全性瘫痪7个方面的内容。

其中，在临床上MRI检查对此类患者病情评价意义最大，它通过获得直接的多平面图像，清晰地显示了脊柱骨骼及椎间盘、椎管、脊髓、蛛网膜下腔等复杂的解剖结构，并通过信号变化显示各组织病理特性。当考虑行手术治疗时，MRI可以提供椎管狭窄的部位和程度、是否合并硬膜外血肿、脊髓信号改变和椎管内水肿或出血等方面的重要信息。椎管造影是诊断椎管内损伤和了解外伤所致椎管形态变化以及发现椎管其他一些疾病的有效手段。而薄层CT扫描的矢状面和冠状面重建可在急性损伤中明确骨折的类型。在大部分伤病有比较明确的神经系统损伤及X线表现时，做出临床诊断比较容易，但一些难以辨别出潜在的韧带损伤，自行复位的一些椎体脱位或半脱位等，这些都给临床如何判别损伤的类型和机制以及损伤的程度带来困难。另外，对脊髓损伤的程度也难以评估，除临床神经系统表现外，对脊髓损伤是否横切、水肿、出血、坏死，目前的检查手段仍难以辨别。

（五）治疗方法

颈椎损伤的治疗方法选择要综合骨折的形态、损伤的机制、颈椎序列、神经损伤和预期的长期稳定性等方面情况的综合考虑。早期救治措施的正确与否直接影响患者的生命安全和脊髓功能的恢复。

1.非手术治疗

部分颈椎外伤可采取保守治疗，采取保守治疗的适应证包括：颈部软组织损伤；颈椎附件骨折包括单纯棘突、横突骨折；椎体轻度压缩（小于25%），不合并神经损伤、椎间盘损伤及后方韧带损伤；因身体原因或其他技术原因暂时不能采取手术治疗或需要转移的患者。这部分患者可使用药物治疗，也可根据颈椎是否稳定采取相对应的治疗方法。

（1）药物治疗

脊髓损伤急性期可选择应用药物治疗，减轻脊髓水肿和一系列不良的生物化学反应。目前常选用的药物有：

①肾上腺皮质激素：选择地塞米松或甲基强的松龙，这类药物具有抗炎、抗过敏、抗风湿、免疫抑制作用。受伤早期即开始使用。最常使用地塞米松20mg，3日后逐渐减量，连续使用7~10天，甲基强的松龙冲击疗法最好在伤后8小时内开始使用。这一类药物长期使用会出现满月脸、水牛背、下肢浮肿、紫

纹、痤疮、月经紊乱及恶心、呕吐等胃肠道症状，也可出现激动、欣快感、谵妄、不安等精神症状。值得注意的是，对肾上腺皮质激素类药物有过敏史患者禁用，特殊情况下权衡利弊使用，注意病情恶化的可能，如高血压、血栓症、胃与十二指肠溃疡、精神病、电解质代谢异常、心肌梗死、内脏手术、青光眼等患者一般不宜使用。

②利尿剂：选择应用或交替使用速尿（20mg，每天 1 ~ 2 次，连续使用 6 ~ 10 天）；也可选择主要起到渗透利尿作用的 20% 甘露醇，它能减轻某些药物对肾脏的毒性作用。其不良反应主要有一过性头痛、头晕、视力模糊、肾脏损害及静脉炎。使用时观察重点主要有观察液体有无结晶、严格控制甘露醇的用量和滴速、观察液体有无外渗、密切观察患者用药后的反应及临床表现（每 6 小时 1 ~ 2g/kg，连续使用 7 ~ 10 天）。

③神经营养药物：如维生素B_{12}等，其主要药理作用是：增强神经细胞内核酸和蛋白质的合成，促进髓鞘主要成分——卵磷脂的合成，有利于受损神经纤维的修复。使用时需观察有无皮疹、瘙痒、腹泻及哮喘等过敏反应，严重甚至可发生过敏性休克。

（2）稳定型损伤的治疗原则

对各种类型的稳定型损伤可分别采取卧床休息，枕颌带牵引、头颈支具、石膏固定及功能锻炼等方法治疗。如单纯椎体压缩骨折取头颈中立位行枕颌带牵引，重量2 ~ 3kg，维持3周后改头颈胸石膏或颌颈石膏固定。单纯棘突或横突骨折不需牵引，可直接使用支具或石膏固定，维持其稳定。

（3）不稳定型损伤的治疗原则

不稳定型损伤以恢复并维持颈椎稳定性为原则，治疗方法包括复位、支具固定及功能锻炼等。

①颅骨牵引：应是急救颈椎损伤最基本也是最重要的步骤，牵引的目的在于复位和制动。对于不稳定的颈椎外伤可获得即刻制动，对等待手术固定或转运的患者也非常有益。牵引可部分恢复颈椎顺序，部分复位突入椎管的骨块，创伤性后凸也可以得到部分矫正，可使脊髓压迫减轻。根据损伤类型不同，牵引方向及重量也有差别。对上颈椎损伤关键是维持头颅在颈椎上方的中立位，但对于枕颈不稳定、椎体间存在分离及合并枢椎椎弓断裂伤的病例应禁止牵引。下颈椎骨折或脱位则需根据损伤类型选择不同的牵引复位方式。牵引重量根据年龄、体型、

体质酌情考虑。牵引过程中密切观察全身情况及神经功能改变，一旦出现呼吸困难或神经症状加重应终止牵引。一经复位，牵引重量逐渐减至3～4kg，维持3周至3个月。牵引力的方向对复位至关重要，其轴线应与要复位节段轴向一致。

②Halo装置：主要有Halo头盆环牵引装置和Halo背心两种，以后者多见，其应用需严格把握适应证，一般根据移位程度和成角大小而定。随着颈椎内固定技术的普及，头环背心在治疗下颈椎骨折脱位的应用越来越少。但对不适合手术的病例，头环背心是控制颈椎旋转和移位的最好方法，但其缺乏对抗纵向负荷的功能。

③石膏固定：颈椎骨折复位后为避免再脱位一般维持牵引3～4周，待软组织和骨性结构初步愈合后再行头颈胸石膏固定。

2.手术治疗

（1）手术指征

颈椎损伤手术治疗的最基本原则是通过手术恢复颈椎的解剖结构，解除脊髓和神经根压迫，从而最大限度地改善神经功能，恢复脊柱序列稳定，在允许的情况下保留运动节段。根据文献等，颈椎外伤的手术指征为：继发脊髓损伤；椎体滑移≥3.5mm；后突成角≥11°；椎体高度丢失≥25%；椎间盘损伤；任何形式的脱位；双侧关节突、椎板、椎弓骨折；后方韧带结构损伤伴前方或后方骨性结构损伤。

（2）手术方式

根据骨折脱位的类型，采用不同的手术入路，主要分前路、后路及前后路联合入路。一般均在全麻下进行。

①颈前路手术：以往认为在颈椎后结构遭受严重损伤的情况下，施行前路手术将加重前结构损伤，也增加了整个颈椎的不稳定程度，因此，前路手术受到严格控制。但随着颈椎前路钢板的应用，颈椎稳定性的维持有了保证，颈前路减压、植骨融合加内固定术广泛应用于治疗颈椎损伤。A.手术目标：切除脊髓前方致压物，达到减压目的；纠正颈椎后凸畸形；植骨维持前柱高度；维持颈椎稳定性。B.手术适应证：主要累及椎体和椎间盘的损伤，包括压缩或楔形压缩骨折、粉碎性骨折、前纵韧带、前侧纤维环和椎间盘完全破裂（过伸性损伤）；后侧韧带断裂伴有椎间盘突出、椎体后缘骨赘或骨折；无骨折和不稳的颈椎损伤，发现有椎间盘突出伴有神经损伤者；三柱损伤，颈椎严重不稳者；其他以后结构损伤

为主的颈椎损伤亦可采用前路手术，但不是绝对适应证。

前路手术中患者采取仰卧位有利于手术立即进行，特别是多发伤或颈椎严重不稳者可避免搬动体位或俯卧位带来的二次损害；手术入路简单，创伤小，并发症少。

②颈后路手术：最早用于颈椎损伤的脊髓减压，并广泛应用于颈椎骨折脱位的复位，但随着颈前路手术适应证的增宽，后路手术的特殊适应证仅限于单侧或双侧小关节脱位或骨折脱位，急性期末行复位或复位失败，以及关节突分离性骨折，颈椎严重不稳者。复位后颈椎稳定者可不施行内固定术，但复位后颈椎稳定性不能维持者则需行内固定或植骨融合内固定术。后路内固定术包括：A.棘突间钢丝内固定术：适用于屈曲型损伤，对伸展型损伤效果差，且不能控制旋转不稳；B.侧块钢板螺丝钉固定：侧块钢板固定可使损伤的颈椎即刻获得稳定，并维持安全可靠的固定；C.寰枢椎融合内固定术；D.枕颈融合内固定术。

③前后联合手术：用于前方结构损伤后并后方双侧骨性结构损伤，一般先行前路手术复位及固定骨折脱位，再行后路减压固定。

二、颈椎伤病的围手术期护理

颈椎减压术自1950年由Smith-Robinson及Cloward提出，经过60余年的完善，其可靠性与安全性已得到广泛的验证，至今已成为颈椎病减压的金标准。常言道"有备无患"，术前充足的准备是手术顺利进行的保障，有效的围手术期护理包括以下内容。

（一）术前护理

1.术前功能训练

（1）气管推移训练适用于颈前路手术患者

当患者决定行颈前路手术时即可行气管推移训练，尤其是肥胖、颈部较粗、较短的患者。颈前路手术在显露及减压过程中，需将气管、食管及其周围组织推向患者左侧，而将颈动脉鞘推向右侧，以充分显露椎体。有效的术前气管推移训练能松解气管、食管、神经、血管及周围软组织，使之适应手术过程，同时可减轻术中牵拉刺激气管、食管所导致的术后咽痛、咳嗽、喉头水肿、吞咽不适等症状，维持手术期间血压、心率稳定，避免因无法有效牵拉气管而被迫终止手术。

方法：患者平卧于床上，医务人员（或指导家属）用右手拇指（或中间三指）于患者颈部轻推，找到喉结（男性）或甲状软骨（女性），而后右拇指（或中间三指）自患者喉结或甲状软骨中央向患者右侧旁开约2指处按压患者气管的右侧缘，并向患者左侧牵拉气管至过中线后维持牵拉。

第1天训练3次，每次15～20分钟，后维持每天3次，逐渐延长气管推移时间直至气管松软、可轻松向患者左侧推过中线。刚开始训练时患者可感受到喉咙疼痛不适、咳嗽、无法吞咽口水等，该表现为正常反应，可于每次训练结束后适当饮用凉开水，减轻咽喉部反应。对于颈部肥短患者，应适当加强训练强度。

（2）卧位训练

①仰卧位训练：适用于颈前路手术患者。

目的：适应手术中的体位。

方法：让患者平卧，在肩背部垫一薄枕，使颈椎轻度后仰以暴露颈部，每天训练3次，从30分钟开始逐渐增加至2～3小时。

②俯卧位训练：适用于颈后路手术患者。

目的：适应手术中的体位，提高肺部在俯卧位受压时的通气能力。

方法：在石膏床未做好前患者可先俯卧在床上，胸部垫一枕头或被子，双手臂伸直放在身体两侧，额部下方用一小枕头垫起以支撑头部，注意保持呼吸通畅，避免将口鼻捂住。最初每次训练20～30分钟，以后逐渐增加，直至2～3小时。对于颈后路手术患者，应配以石膏床进行俯卧位训练。

（3）呼吸功能训练

对年老体弱患者需强调深呼吸训练如腹式呼吸、吹气球等的重要性，同时也需加强咳嗽、咳痰训练等，以改善肺通气，预防术后肺部并发症。

2.术前准备

（1）评估心理状态

适度紧张有利于手术顺利进行，而过度紧张则不利于康复。颈椎手术风险高，当患者情绪紧张时，可选择认真聆听患者的主诉，讲解成功案例，耐心建立良好的护患关系，指导患者通过听轻音乐、投入感兴趣的领域、转移注意力、与家属交谈等方式缓解压力。

（2）戒烟

诸多研究发现，香烟中含有的尼古丁等化学物质可有效抑制成骨。颈椎前路手术大多常规行间隙植骨，并通过植骨诱导相邻椎体融合，以达到长期的稳定。而过多摄入尼古丁后，骨生长被抑制，椎体不融合风险升高。骨不融合可增加内置物松动、脱落、断裂，钛网下沉等风险，食管、脊髓受压潜在风险也升高，必要时需再次手术调整。此外，吸烟易导致术后气管内痰液浓稠、蓄积，引发咳嗽，增加出血风险。

（3）女性生理期

对于女性患者，手术应尽量避开月经期。月经来潮后，血液中激活物增加，不易凝固，易造成创面渗血，影响术野，而术后创面渗血则增加颈部血肿风险。另外，月经期女性情绪处于易激状态，加上术后初期疼痛、卧床等因素相互作用，容易导致情绪波动，不利于康复。对于月经即将来潮的患者，可通过肌肉注射黄体酮使月经延后，不影响手术。对于月经已经来潮的患者，则要经过综合评估才能决定手术是否进行。

（4）术前监测

对于高血压病及糖尿病患者，术前应特别注意维持血压、血糖平稳，以降低术中、术后出血风险，促进切口愈合。该类患者可至心内科或内分泌科门诊调整用药，应尽量控制血压不超过140/90mmHg，空腹血糖不超过10mmol/L。高血压患者应特别注意尽量避免口服利血平类降压药，正在服用该药的患者应及时更换降压药，需停用利血平至少1周方能准备接受手术。对于年龄超过60岁患者，术前可先至心内科、呼吸科行心电图、心脏彩超、肺功能等检查，以便提前评估、调理心肺功能。

（5）物品准备

颈椎手术患者均需准备大小合适的颈托，专用颈椎枕头及两个沙袋，若为颈椎后路手术则另需准备合适大小的石膏床。

（6）肠道准备

术前禁食4小时，禁饮2小时。

（7）皮肤准备

颈椎前路男性患者术晨剃须，颈椎后路患者术晨剃光头。

（二）术后护理

1.术后一般护理措施

（1）体位护理

搬动患者时必须保持颈部自然中立位，切忌扭、转、过伸或过屈。术后给予去枕平卧4~6小时后再更换体位，头颈部制动时，颈部两侧各放置一个沙袋，保持颈部中立位，避免左右旋转或前后过度屈伸。颈椎后路手术的患者，在引流管拔出之前可多采用侧卧位，减少仰卧位，这样可以避免颈后部伤口以及内部的颈椎结构因受到压迫出现问题，影响手术效果；还可以避免切口引流管被压住，导致积血在伤口内积存而出现意外情况。侧卧位时应当保持枕头与肩同高，注意将头部垫高与脊柱保持在同一轴线水平上，枕头过高或者过低都可以因为颈部扭曲引发强烈不适感甚至疼痛。在更换体位时注意轴线翻身。

（2）病情观察

测量记录血压、脉搏、呼吸1次/小时，共6次，必要时心电监护、血氧饱和度监测；重点观察呼吸的频率、节律、深浅和有无缺氧的表现，如口唇发绀、鼻翼扇动、憋气等。若伴有脊髓损伤的患者，关注体温有无异常。观察伤口渗血、渗液、肿胀等情况，注意颈部有无增粗，发音是否改变。切口敷料有无渗液，若短时间内出血量多、肿胀明显、增粗并伴有生命体征改变者，立即报告医师对症处理。观察吞咽与进食情况，尤其在术后24~48小时内，有无呛咳及吞咽困难，并注意有无腹胀。有无发音不清、声音嘶哑，以判断有无喉上神经和喉返神经损伤。观察四肢感觉及运动功能，如有异常立即汇报医师。

2.引流管护理

术后患者将放置一根（有时多根）伤口引流管，目的是将伤口内的陈旧血引出，以免过多积血留存在伤口内造成血肿或者引发感染。需妥善固定各引流管，注意保持引流管通畅，不定时挤压引流管，防止引流管堵塞，特别注意患者翻身时引流管的位置，保证其不打折，不受压，注意观察引流液颜色、性质、液量，当短时间内有大量血性液体或大量淡红色液体引出时，或血性引流液1小时内超过200mL，24小时引流液超过500mL，提示可能有活动性出血或脑脊液漏，应立即报告医师，采取有效措施。另外对前路手术患者需关注引流液少甚至无的情况，若引流管内液体长时间未引出，应警惕引流管前端是否堵塞，及时报告医师，结合患者术中情况、患者目前主诉、生命体征等加以对症处理。

3.疼痛护理

术后麻醉作用消失后，感觉开始恢复，切口疼痛逐渐加剧，尤其是颈椎前路手术患者由于术中手术牵拉及插管等原因，部分患者术后咽痛，而颈后路患者因伤口较大及术中牵扯，往往术后会出现颈部及双侧上肩痛，此时要针对患者手术的情况做出相应解释、劝慰，并细心检查排除加剧伤口疼痛的其他原因，必要时给予镇痛剂。

4.饮食护理

在术后6小时全麻清醒后，患者若无呕吐等症状，可经口给予少量多次喂温开水，未出现呛咳等症状后，根据患者需求给予少量米汤等。术后第1天开始给予半流质，如稀饭、面条、面片汤等，术后第3天若咽部无不适可给予软饭，以后视病情逐渐过渡到普食。指导患者避免辛辣、刺激、过烫食物，以免引起呛咳等，可适当增加高蛋白质、高维生素、易消化饮食，以促进其康复。

（三）并发症的预防及护理

颈椎手术风险大，术后的病情观察、处理至关重要，稍有不慎，就会造成灾难性后果。术后24小时内为并发症多发的危险期，必须高度重视。术后观察主要包括生命体征、切口情况、神经功能、引流情况等。

1.术后血肿

包括椎前血肿和椎管内血肿，是颈椎前路手术最严重的并发症，能直接危及生命。血肿多发生在颈椎前路术后24小时内，主要是由于缝合伤口前止血不彻底，术中结扎或者电凝的血管在术后脱落再出血，出凝血功能障碍的患者创面广泛渗血，引流不通畅等原因而导致的。若出现皮肤张力进行性增高、颈部进行性肿大的包块、引流量突然增多且颜色鲜红，需考虑血肿发生的可能。椎前血肿表现为渐进性的呼吸困难、氧饱和度下降。椎管内血肿表现为四肢肌力明显减弱。对于椎前血肿，由于常表现为渐进性的呼吸困难、氧饱和度下降，因而一旦确诊，应于床旁紧急拆除伤口缝线减压，第一时间解决呼吸道梗阻的问题，后入手术室行探查止血或清创缝合；对于椎管内血肿，应密切观察四肢肌力变化，若肌力稳定且下降不明显，可给予保守治疗，如降压、静脉滴注止血药物、密切观察等；若存在肌力进行性下降，在影像学结果的支持下，应尽早行二次手术进行椎管内血肿清除减压。

2.喉头痉挛

可因麻醉插管刺激或术中牵拉喉、气管太久，术前气管推移训练不够等所致。轻者表现为疼痛和吞咽困难，多于3～5天后消失，严重的喉头痉挛患者可因窒息而导致死亡。术后应用雾化三联，缓解支气管痉挛。一旦发生喉头痉挛，立即汇报医师，遵医嘱静脉推注地塞米松5～10mg，必要时需床旁立即行气管切开，保持呼吸道通畅。

3.吞咽困难

颈椎前路术后最常见的并发症之一。主要由术后的椎前软组织水肿和颈椎前路接骨板对食管产生的直接压迫所致。表现为不能吞咽或进食固体甚至液体食物时有梗阻感，对患者的生活质量影响极大。颈椎前路术后吞咽困难多以轻、中度为主，具有自限性，多数患者在术后3～6个月可恢复正常。可通过流质饮食、静脉滴注甲泼尼龙等处理而缓解症状；重度吞咽困难者应在常规治疗基础上增加静脉或肠内营养支持。

4.食管损伤

食管本身缺乏浆膜层包裹，肌肉多为纵行纤维，使食管壁较薄弱，如电刀烧灼、拉钩过度牵拉、内固定物或植骨块刺伤等，均可引起食管壁的直接或间接损伤，进而导致食管破损。可出现术后切口肿胀、发红，吞咽物从切口流出，严重者则出现吞咽困难、炎症范围扩大、脓毒血症甚至休克等。若发生食管损伤给予鼻饲管，保证患者营养，必要时预防性给予全身抗生素；术中发现食管瘘，应及时予以缝合修补，术后禁饮食，多可治愈；术后发现食管瘘，轻者可采取保守治疗，包括：禁食禁饮、鼻饲管喂、营养支持、预防感染等；术后发现严重食管瘘，可考虑联合胸外科或内镜室行修补术。

5.喉返神经损伤

可由术中牵拉、压迫气管时间过长，或操作失误切断喉返神经，或电凝烧造成。全麻清醒后，观察患者有无喉返神经损伤所发生的声音嘶哑、发声障碍等症状，多为暂时性。

6.脑脊液漏

一般发生于经前路切除颈椎后纵韧带骨化的时候，当骨化的后纵韧带与硬脊膜粘连时，强行切除必然导致硬脊膜损伤，易导致脑脊液漏。术后患者出现头晕、头痛、呕吐，且与姿势有关；术后伤口引流管引流出大量淡红色血性液体或清亮液体。给予头低脚高卧位，术后仰卧卧床1~2周，待伤口愈合后即可起床；伤口局部加压包扎，敷料潮湿及时更换，保持伤口干燥；给予补充白蛋白及水分。

7.切口感染

术前全身情况差或伴有糖尿病、贫血病史；术中操作不精细，过多的组织损伤，过多应用电刀；引流管不通畅，伤口术后积血、积液；术后未能注意全身支持疗法，保持机体抵抗力。患者高热、畏寒、白细胞增多、中性粒细胞比例增加、C-反应蛋白阳性，局部伤口可出现疼痛加重、肿胀、渗出，甚至伤口裂开，有脓性分泌物流出。术后应加强伤口周围的护理，渗液多时协助医师及时更换敷料，保持局部清洁干燥。注意观察患者的体温变化，局部疼痛的性质（有跳痛者可疑），颈部活动严重受限者必须重视。如发生感染，应加大抗生素用量，可拆除几针缝线以利引流，必要时视具体情况作进一步处理。

（四）健康指导

术后颈托固定1~3个月，具体时间遵医嘱。忌过久佩戴颈托，因可能会导致颈背部肌肉萎缩，软组织粘连，进而致使术后患者发生严重的颈背部疼痛和僵硬。卧床期间不需要佩戴颈托，开始离床活动以后需正确佩戴颈托。方法：先戴后片，再戴前片，搭扣固定时，后片应包住前片。日常生活中避免长期低头，选择适合自己的枕头，习惯平卧的患者可用薄枕，喜侧卧的患者可选择与肩同宽的枕头，使头部与脊柱保持在同一轴线水平上，保持良好睡姿。注意保暖，防感冒，尤其是颈前路术后早期患者，忌刺激性及易致呛咳食物，如辣椒、瓜子等，避免剧烈咳嗽，打喷嚏，防止发生颈部血肿。建议在术后6周之内出门、乘车需要佩戴围领，保护颈椎，以防万一。若出现以下情况应及时就医：颈部出现剧烈疼痛或吞咽困难，有梗阻感，颈部有肿块，呼吸呈进行性困难，持续发热（体温>38.0℃），伤口红肿或有异常疼痛、渗血渗液，四肢感觉运动有异常等。首次复查时间为术后2个月，需拍片了解内固定物有无松动、骨融合情况，而后确定进一步复查时间。

三、颈椎伤病的围手术期护理流程

（一）术前护理

1.适应性训练

（1）气管食管推移

指导前路手术患者推移气管的训练，以免术中反复牵拉气管，导致气管黏膜水肿，影响呼吸。

（2）俯卧位训练

适应手术中的体位，提高肺部在俯卧位受压时的通气能力仰卧位训练：适应手术中的体位。

（3）呼吸功能训练

加强咳嗽、咳痰训练等，以改善肺通气，预防术后肺部并发症。

2.术前准备

（1）评估心理状态

指导患者转移注意力、通过与家属交谈等方式缓解压力。

（2）戒烟

减少术后气管内痰液浓稠、蓄积，引发咳嗽，减少出血风险。

（3）女性生理期

要经过综合评估才能决定手术是否进行。

（4）术前监测

术前应特别注意维持血压、血糖平稳，以降低术中、术后出血风险，促进切口愈合。

（5）物品准备

备大小合适的颈托，专用颈椎枕头及两个沙袋，若为颈椎后路手术需备合适大小的石膏床。

（6）肠道准备

术前禁食4小时，禁饮2小时。

（7）皮肤准备

前路男性患者术晨剃须，颈椎后路患者术晨剃光头。

（二）术后护理

1.术后一般护理措施

（1）体位护理

搬动患者时必须保持颈部自然中立位，切忌扭、转、过伸、过屈。

（2）病情观察

定时测量生命体征，血氧饱和度监测并做好详细记录，及时监测患者四肢的感觉、运动功能。

2.引流管护理

妥善固定引流管保持引流通畅，观察引流液的颜色、质和量，防止扭曲，受压和滑脱。

3.疼痛护理

针对患者手术的情况做出相应解释、劝慰，并细心检查排除加剧伤口疼痛的其他原因，必要时给予镇痛剂。

（三）并发症护理

1.饮食护理

术后6小时进食流质，以后视病情逐渐过渡半流质、软普食、普食，指导患者进食高热量、高蛋白质、高维生素、易消化饮食，以促进康复。

2.术后血肿

多见于手术后当日，切口内血肿，尤以12小时内多见：表现为颈部增粗、发音改变，重者可出现呼吸困难、口唇发绀、鼻翼扇动等呼吸困难症状，一旦发生必须及时处理，情况紧急者可在床旁立即拆除缝线，取出血块或排除积血，待呼吸情况稍有改善后再送往手术室做进一步的处理。

3.喉头痉挛

轻度表现为疼痛和吞咽困难。严重的喉头痉挛患者可因窒息而导致死亡，术后应用雾化三联，缓解支气管痉挛。一旦发生喉头痉挛，立即汇报医师，必要时需床旁立即行气管切开，保持呼吸道通畅。

4.吞咽困难

表现为不能吞咽或进食固体甚至液体食物时有梗阻感，可通过流质饮食、静脉滴注甲泼尼龙等处理而缓解症状；重度吞咽困难者应在常规治疗基础上增加静脉或肠内营养支持。

5.食管损伤

可出现术后切口肿胀、发红，吞咽物从切口流出，严重者则出现吞咽困难、炎症范围扩大、脓毒血症甚至休克等。若发生食管损伤给予鼻饲管，保证患者营养，必要时预防性给予全身抗生素；包括：禁食禁饮、鼻饲管喂、营养支持、预防感染等；术后发现严重食管瘘，可考虑联合胸外科或内镜室行修补术。

6.喉返神经损伤

观察患者有无喉返神经损伤所发生的声音嘶哑、发声障碍等症状，为暂时性。

7.脑脊液漏

患者出现头晕、头痛、呕吐，且与姿势有关，术后伤口引流管引流出大量淡红色血性液体或清亮液体，给予头低脚高卧位，术后仰卧卧床1~2周，待伤口愈合后即可起床；伤口局部加压包扎，敷料潮湿及时更换，保持伤口干燥；给予补充白蛋白及水分。

8.切口感染

加强切口周围护理，及时更换敷料，保持清洁干燥、注意体温，以及电解质的变化，如发生感染，加大抗生素用量。

（四）健康指导

第一，术后颈托固定1~3个月，具体时间遵医嘱。方法：先戴后片，再戴前片，搭扣固定时，后片应包住前片。

第二，忌过久佩戴颈托，因可能会导致颈背部肌肉萎缩，软组织粘连，进而致使术后患者发生严重的颈背部疼痛和僵硬。佩戴时遵医嘱。

第三，避免颈部活动，禁止做低头、仰头、旋转等动作。避免长时间看电视、看书、用电脑，防止颈部疲劳过度。避免高枕、软枕，保持颈部功能位。

第四，术后3个月禁止负重，抬重物，坚持功能锻炼，必要时行高压氧治疗。

第五，若出现以下情况应及时就医：颈部出现剧烈疼痛或吞咽困难，有梗阻感，颈部有肿块，呼吸呈进行性困难，持续发热（体温＞38.0℃），伤口红肿或有异常疼痛、渗血渗液，四肢感觉运动有异常等。

第六，首次复查时间为术后2个月，需拍片了解内固定物有无松动、骨融合情况，而后确定进一步复查时间。

四、常见颈椎伤病的护理

颈椎分为上颈椎（枕-寰-枢复合体）与下颈椎（$C_3 \sim C_7$）两部分。颈椎伤病分为枕骨骨折，寰枢椎脱位，齿突骨折，颈椎压缩性骨折，颈椎爆裂性骨折，颈脊髓损伤。颈椎手术风险较大，术中、术后可能发生各种意外，患者常因担心手术风险及效果而有很大心理压力。因此，在手术前对患者进行细致的心理护理、生理准备工作，并在术后给予妥善的护理，可以增加手术过程中的安全性，减少术后并发症。

（一）寰枢椎脱位的围手术期护理

1.心理护理

寰枢椎脱位患者由于手术部位的特殊性及疾病的复杂性，手术风险大，患者对疗效有不同程度的担忧，术前易出现紧张焦虑情绪，因此需重视对患者的心理疏导和健康教育。首先对患者的心理状态及认知能力进行评估，建立与患者及其家属的融洽关系，耐心听取患者及家属的意见和需求，通过交谈、示范等方式给患者以心理支持和健康知识宣传，就术前准备，术中、术后可能出现的风险及采取的相应措施，向患者和家属做详尽的介绍和讲解，举示成功的病例，使患者对治疗过程充分理解，能够积极配合治疗，以减少术后并发症的发生。对术后需吸氧及留置引流管、导尿管、镇痛泵等的患者，术前应向患者说明，使患者醒来后不致恐惧。

2.适应性训练

需行后路手术患者术中要求俯卧位，在其入院后开始俯卧位练习，从30分钟逐渐增加至能持续2小时以上。术后患者需卧床，因此，术前患者必须训练床上大小便。术前选择合适的颈托备用，需教会患者戴颈托时的起卧及翻身方法，并反复自我训练。

3.颅骨牵引术的护理

颅骨牵引术是一种创伤性治疗方法，主要是利用适当的反作用力使寰枢椎脱位恢复正常生理位置。术前向患者及家人说明手术过程、配合方法、术后并发症等，解除患者对手术的恐惧心理，使家人对颅骨牵引术治疗理解。术后牵引过程中密切观察患者呼吸及神经系统功能改变。因为一旦出现呼吸困难及神经系统症状立刻终止牵引复位。为保持有效正确的牵引，及防止意外的发生，嘱患者勿随意转动头部。指导并协助患者每2小时翻身一次，翻身时保持牵引绳与颈部、躯干成一直线。牵引期间防止颈部过度屈伸。床头抬高15°～30°。保持颈部略过伸位。协助患者生活护理。按医嘱逐渐增减牵引力的重量。每班检查牵引是否松动，防止牵引弓脱落。每天2次用75%酒精消毒针孔处，防止感染。

（1）术后常规护理

患者全麻术后回病房，保持脊柱水平位搬动患者，颈部制动，两侧用沙袋固定，使颈部呈轻度仰卧位。术后6小时每2小时轴线翻身1次。严密观察生命体征，给予心电监护。严密监测体温、脉搏、呼吸、血压及氧饱和度的变化，因为颈椎损伤后交感神经抑制，可使心率减慢，单纯心率不能及时反映出心功能失常的真实情况，如心率低于50次/分，及时通知医师。注意呼吸频率、深浅、呼吸方式的变化，保持呼吸道通畅。经前路手术者因牵拉气管、食管、喉返神经等易致吞咽障碍、声音嘶哑、呛咳等症状，术后应严密观察此类症状，给予预防性雾化吸入。

（2）伤口护理

密切观察伤口渗血情况、颈部外形有无肿胀、引流管的固定是否正确、牢靠、扭曲、是否通畅、引流物的颜色性质和量。若发现伤口渗液，颈部肿胀，及时汇报医师。麻醉清醒后，立即检查四肢感觉运动情况，如有感觉异常、肌力下降等立即汇报医师并严格交接班。术后3天内严密观察伤口渗液情况，渗血较多时及时更换引流条和敷料，尤其前路手术渗血多时，易形成血肿压迫气管引起呼吸困难或窒息。颈椎后路手术严格观察并记录引流液数量和性状，防止因引流管扭曲、受压、脱出，确保引流通畅。保持局部清洁干燥，避免感染。

（3）及时发现有无脑脊液漏的发生

如出现时应绝对卧床休息，局部加压，避免咳嗽及用力排便等增加腹内压的动作。

（4）饮食护理

术后当天禁食，第2天进半流质，1周后患者吞咽动作恢复自如，可进高蛋白质，高热量饮食，一月内禁止活血食物。

（5）体位护理

手术创伤所致疼痛护理评估患者疼痛的程度，为患者提供舒适安静的环境。帮助患者调整舒适的体位。术后禁止头部前屈，平卧位颈下垫薄枕，使头部处于过伸位。翻身时保头、颈、躯干一致，不可自行翻身。

4.并发症的预防及护理

（1）预防术后感染

每天用漱口水棉球进行口腔护理2次。每天用氯己定溶液进行会阴护理2次。

（2）功能锻炼

从术后第2天开始，练习使用握力器，用力握紧后再缓慢放松，每小时至少练习5分钟，此类动作可促进血液循环，维持神经控制能力。指导患者床上下肢功能锻炼，以预防深静脉血栓形成，下肢行股四头肌等长收缩，抬腿踢腿练习，为下床活动做准备。

（二）颈脊髓损伤的护理

1.心理护理

颈脊髓损伤伴截瘫患者多为突发意外事件所致，患者在短时间内往往不能接受现实，建立良好的护患关系，心理因素在整个康复过程中直接或间接地影响着康复疗效，护患关系是心理护理的基础，能否做好脊髓损伤患者的心理护理是康复护理的关键，也是心理护理成败的关键。良好的护患者关系本身就具有治疗疾病、促进机体恢复的作用。在护理脊髓损伤患者的过程中，护士要深入细致地了解患者的心理状态，根据患者的不同心态给予及时有效的心理护理，往往会收到事半功倍的效果。针对患者损伤的严重程度，我们既要向患者及家属说明脊髓损伤的严重后果及可能的预后与转归，又不能操之过急，让患者逐渐接受这一残酷的现实。要深入细致地做好患者的思想工作，取得患者与家属的配合，使患者树立战胜疾病的信心和勇气。同时要为患者创造一个轻松愉快的环境，使患者在按正规治疗后进行一些娱乐活动，如看电视、下棋、打扑克、外出游玩等。

2.消化道护理

脊髓损伤后，躯体神经功能发生障碍，自主神经功能失去平衡，患者可出现一系列消化道紊乱的症状，可予禁食3~5日后再给予流质或半流质，高位截瘫患者容易发生便秘。应合理安排饮食，多食用蔬菜水果等富含纤维的食物，多饮水，训练每日定时排便。严重便秘者应给予灌肠或肛管排气。

3.高热护理

颈脊髓损伤患者由于自主神经功能紊乱，皮肤血管扩张，停止泌汗，体内积热不能由汗液蒸发而发散，瘀滞体内，机体丧失了对外界环境温度调节和适应的能力，常出现40度以上中枢性高热或体温不升。因此，应严格观察体温变化，出现高热时给予物理降温，如酒精擦浴，冰袋，冰帽降温等。还要调节室温，保持病室通风，鼓励患者多饮水。

4.呼吸道护理

颈椎截瘫患者由于呼吸肌的麻痹，气体交换减弱，甚至需要人工呼吸机辅助呼吸，痰不易排出，早期应定时翻身叩背，帮助患者排痰，应注意保暖，避免着凉，诱发呼吸道感染。进行深呼吸锻炼，如吹气球等，指导并协助患者有效咳嗽、排痰，嘱患者深吸气，在呼气2/3时咳嗽，反复进行。患者无咳嗽时可用双手压迫患者上腹部或下腹部增加膈肌力量，协助患者咳嗽。每1～2小时翻身叩背1次，协助患者顺位排痰。若分泌物较多不宜咳出时应遵医嘱给予雾化吸入治疗，必要时吸痰。床边备吸引器、吸痰管及气切护理盘，要注意无菌操作，湿化呼吸道。

5.泌尿系护理

脊髓损伤患者宜多饮水，每日饮水量应达2500～3000mL，稀释尿液，有利于预防尿路感染和结石形成。对尿潴留患者我们采用定时按摩挤压膀胱区，寻找"扳机"点，以促进排尿。对残余尿较多者采用间断导尿或留置导尿法。对尿失禁患者要注意训练膀胱张力，以不使尿液外溢为原则，养成定时排尿习惯，逐渐延长间隔时间。在排尿时尽可能用腹压，并同时挤压膀胱区，以促进膀胱排空，减少残余尿量。拔除尿管前应放空膀胱内尿液，嘱患者多饮水，每天饮水总量2000mL左右。注意观察膀胱充盈情况，当膀胱充盈到一定程度时，可用挤压方法训练反射性排尿。伤后早期留置尿管持续引流1～2周后，改为定时2～3小时开放1次，3～4周后可拔除尿管。具体方法：护士用手掌平放于患者下腹部膀胱上，由轻到重逐渐增加压力，从上向下持续推压，直至尿液排净为止。当下次膀胱充盈时，同法训练。病情稳定时可经常更换体位，多饮水，少食含钙量多的食物。

6.体位护理

脊髓损伤后体位护理不可忽视。若体位或姿势不当可加重脊髓或神经根损伤，因此，搬运或更换体位时应保护损伤体位，保持脊柱纵轴水平一致，避免扭曲、旋转和拖拉。颈脊髓损伤转运需固定头部，使头部随躯干一同滚动，防止损伤脊髓造成患者呼吸、心跳停止。在床上保持正确体位，避免造成关节挛缩或肢体废用，必要时应用护理技术给予支持和固定。在病情允许的情况下，应每2小时定时翻身，更换体位，并进行拍背等护理。

7.功能锻炼

适当功能锻炼是促进颈脊髓损伤肢体运动功能恢复的有效手段之一。有研究表明，脊柱骨折伴脊髓损伤患者功能恢复和住院期间与患者受伤至康复计划实施期间，应早期指导和协助患者进行系统性康复训练，保持肢体功能位。促进肢体功能恢复功能位是使患者肢体处于发挥最佳功能的体位，按摩患肢，预防肌萎缩对瘫痪肢体由近向远依次按摩，对弛缓性瘫痪按摩手法宜重，时间宜短；对痉挛性瘫痪手术法宜轻，时间宜长。每天2～3次，每次约15分钟。改善关节活动度，预防关节僵直、挛缩、畸形对于患肢要给予关节全范围内被动活动，先近端大关节再远小关节。根据各关节功能做屈伸或旋转运动，活动范围由小到大，循序渐进，直至达到最大生理范围。每个关节活动3～5次，每天2～3次。增强肌力训练，促进功能恢复。

五、颈椎伤病的康复护理

颈椎伤病的手术治疗是以解除神经压迫、保持颈椎的稳定性，同时提高患者的生活质量为目的的手术。但手术不能解决所有的问题，如果忽视术后的康复锻炼，会给患者生活带来极大的不便，影响手术效果。

（一）康复目标

1.恢复功能

如患侧肢体的力量、活动度、感觉等，以及无痛、无慢性炎症、步态稳定有力。

2.预防及减少并发症

如颈肩痛、四肢无力麻木等。

（二）康复锻炼方法

1.第一阶段（术后24小时内）

颈椎伤病的患者多伴有四肢活动障碍甚至瘫痪，此阶段的运动目的是观察患者四肢活动，促进血液回流，防止肌肉僵硬和萎缩。为加速快速康复，鼓励患者早期活动，麻醉清醒后即可开始（如果是脊髓损伤伴瘫痪的患者，应有家属帮助患者进行运动）。

（1）踝泵运动

①目的：促进患肢末梢血液循环，防止下肢静脉血栓及锻炼小腿肌群。

②方法：平卧位伸直膝关节，双踝放松，背伸踝关节，背伸时达到最大限度，坚持5秒；然后跖屈踝关节，跖屈时达到最大限度，坚持5秒。如此反复练习。

（2）握拳训练或握力器训练

①目的：锻炼手部的握力。

②方法：双手用力握拳或紧握握力器，停留3～5秒钟，松拳，如此反复练习。每天3次，每次10～20回，之后逐步增加。选择握力器时应根据每位患者的握力，准备弹性适中的握力器。

（3）下肢按摩运动

按摩应当采用轻柔的向心按摩手法，即从患肢足部开始，先足底，再小腿，最后大腿的顺序。有效和熟练的按摩可以促进静脉回流，有助于消除或减轻肿胀。应避免粗暴的手法，以免引起新的疼痛。

2.第二阶段（术后1～3天）

（1）对指运动（非瘫痪患者）

①目的：锻炼手指精细动作。

②方法：拇指分别与示指、中指、环指、小指进行接触，术后如果肌肉、神经功能尚未完全恢复，可逐渐缩小两指之间距离，达到锻炼目的。每天3～5次，每次10～20回，之后逐步增加。

（2）肘关节运动

①目的：带动肱二头肌运动，预防上臂肌肉萎缩。

②方法：双手臂依次进行屈肘锻炼，幅度逐渐增大，每天3次，每次10～20回，之后逐步增加。

（3）仰卧肩关节水平内收

①目的：锻炼肩胛肌。

②方法：屈膝仰卧，保持肩膀下沉，双臂水平举起，掌心向上，吸气准备，呼气时双臂内收，手指尖指向天花板方向，吸气，慢慢将手臂还原至水平外展。

（4）仰卧肩关节屈伸

①目的：锻炼肩胛肌。

②方法：屈膝仰卧，保持肩膀下沉，双臂自然放在身体两侧，掌心向下。吸气，将手臂举起向头顶方向延伸，呼气，腹部收紧，手臂从头顶方向还原至身体两侧。

（5）旋肩运动

①目的：锻炼肩胛肌。

②方法：患者坐姿或站姿，一侧手轻搭在同侧肩膀上，上臂带动上肢外展，以肩关节为圆心，用肘关节画圆圈运动。双侧交替进行。

3.第三阶段（术后1周）

（1）肩部拉伸

①目的：锻炼肱三头肌及三角肌。

②方法：身体放松，躯干稳定直面向上，左臂水平伸向右侧，右手套住左臂肘关节，右臂渐渐向右后侧用力，左臂反之。

（2）仰卧肩关节向上环绕

①目的：重点锻炼颈肩部肌肉、斜方肌、肩关节，预防肌肉萎缩。

②方法：屈膝仰卧，保持肩膀下沉，手臂伸直，手指尖指向天花板方向，将手臂向头顶方向延伸，再将手臂向两侧外展后，再内收到身体两侧，再将双手举到天花板方向。

4.第四阶段（术后1~2个月）

项背肌训练

（1）目的：锻炼颈项背部肌肉，增强颈椎抗阻能力。

（2）方法：双手于胸前交叉，置于枕后粗隆，手臂用力向前，颈部用力向后，头与手对抗做颈伸肌群的等长收缩；双手于胸前交叉，置于额部，手臂与颈屈肌群用力对抗做屈肌群等长收缩；一侧手掌置于头侧面，手臂与颈部用力对抗做等长收缩，另一手掌重复相同动作。

（三）上、下床指导训练

1.下床训练

在床上佩戴好颈托，摇高床头，使患者坐起，在家属的帮助下坐在床边10分钟左右；患者与家属背靠背，患者双下肢垂在床沿下，静坐10分钟左右；患者独自坐在椅子上20分钟左右；患者手扶床栏站在床边10分钟左右；患者在家属搀扶下在房间内行走数分钟。

2.上床训练

将床头摇高，在家属的搀扶下，患者侧身半卧于病床上，将床头摇平，取下颈托。

3.注意事项

第一，第一次下床时，必须在医护人员的陪同及指导下进行，以防跌倒及脱位，禁止患者自行下床。

第二，每次下床前先摇高床头，适应一段时间，站起前床边静坐10分钟，走路前再在床边站立10分钟，没有头晕等不适感觉再进行行走练习。

第三，术后患者身体较虚弱，应遵循循序渐进的原则，切不可操之过急。

第四，每次下床前，应佩戴好颈托。

（四）日常生活注意事项

1.颈部保护

避免久坐，不要过分低头或仰头，不要长时间保持一个姿势，不要躺在床上看书，保持正确的坐姿和睡姿。睡眠时尽量以仰卧位为主，头放在枕头中央，侧卧为辅，注意左右交替。值得注意的是俯卧、半俯卧、半仰卧或蜷缩而睡都是不好的睡眠习惯，应加以纠正。少做低头的动作，避免长时间伏案工作，对难以避免的伏案工作、低头位工作者尤其要注意。应定时改变头部体位，工作1小时左右应起床活动，眺望远方。另外，头部靠在沙发扶手或床栏上也不可取，因其会破坏颈椎生理平衡，造成颈椎周围软组织劳损或肌肉、韧带和关节囊的松弛而降低颈椎稳定性。

2.颈托使用

在颈托保护下进行活动，颈托佩戴1～2个月，卧床期间不需要佩戴颈托。颈托佩戴时间遵医嘱即可，切记随意延长佩戴的时间，以防造成颈部周围肌肉萎缩等而引起轴性痛。

3.颈背肌训练

术后一个月可进行颈背肌训练，根据自身情况，从每天20～30次开始，逐渐增加，循序渐进，避免劳累。

4.避免剧烈运动

防止内固定松动、脱落，造成损伤，在患者活动能力良好的情况下，康复期间，可进行有氧运动，如游泳、太极、散步等。严防颈椎外伤，避免各种意外及运动损伤，如乘车中睡眠，突发的急刹车很易造成颈椎外伤。

5.保暖

注意颈肩部的保暖，防止受凉，出现疼痛等不适，避免颈部负重，避免过度疲劳。

6.合理用枕

选择适合自己的枕头，需具备两个条件，即科学的高度及适宜的硬度。习惯平卧的患者可选择较薄的枕头，避免颈部过屈；而喜欢侧卧的患者切不可过低，枕头的高度与本人的肩宽一致。

7.预防感染

如切口处出现红、肿、热、痛，切口裂开或有渗液时，应及时复诊。如有口腔炎症、泌尿系统感染、皮肤感染等，及时去医院就诊，预防性使用抗生素，防止细菌随血液循环侵犯颈椎，从而引起感染。多食高蛋白质（瘦肉、蛋、鱼等）食物和新鲜蔬菜、水果及富含纤维素的食物，促进机体康复。

8.术后随访

（1）术后2个月、6个月、1年复诊，以后每年门诊复诊一次。

（2）有其他任何不适，及时复诊。

第二节 上肢骨折的康复护理

在上肢所有的创伤手术后，医师和患者面临的常常都是活动性、力量性、稳定性和舒适性之间的平衡，我们希望患者能够尽早开始活动以追求较好的活动度和更好地去消除肢体肿胀，但是疼痛和肿胀又往往是患者制动的重要原因，故而，现列举出我们认为较为合理的康复方案流程和时间节点，希望能够通过这一点简单的科普，让患者能够更好地进行术后康复，更快地恢复活动度和获得良好的生活质量。

一、锁骨骨折的康复护理

锁骨呈S形架于胸骨柄与肩峰之间，是连接上肢与躯干之间的唯一骨性支架。锁骨位于皮下，表浅，受外力作用时易发生骨折，发生率占全身骨折的5%～10%。多发生在儿童及青壮年。

（一）术后康复锻炼

1.手术第1天

早中期骨折急性损伤经处理后1～2天，在无其他不宜活动前提下，即可开始功能锻炼。

2.手术后第1周

做患肢近端与远端未被固定的关节所有轴位上的运动，如握拳、伸指、分指、腕肘的屈伸、前臂旋前、旋后等主动练习。

3.手术后第2周

增加肌肉的收缩练习，如捏小球、抗阻腕屈伸运动等。

4.手术后第3周

增加抗阻的肘屈伸与前臂旋前、旋后运动。

5.手术后第3～6周

手术后3～4周后骨折基本愈合，外固定去除后，主要是恢复肩关节的活动度。常用的方法有被动运动、主动运动、助力运动和关节主动牵伸运动。练习的幅度和运动量以不引起疼痛为宜。第4周：患肢用三角巾或前臂吊带悬挂胸前站立位，身体向患侧屈，做肩前后摆动、身体向患侧侧屈并略向前倾，做肩内外摆动。做肩关节各轴位的主动运动、助力运动和肩带肌的抗阻练习。第5周：增加肩外展和后伸主动牵伸，双手持棒上举，将棍棒放颈后，使肩外展、外旋。第6周：增加肩前屈主动牵伸，肩内外旋牵伸，双手持棒体后下垂，再将棍棒向上提，使肩内旋。

（二）出院健康指导

第一，注意适当休息，避免重体力劳动和剧烈运动。

第二，继续给予营养丰富、清淡、易消化、含钙丰富的饮食，多喝牛奶。牛奶富含钙、磷、钾，所含蛋白质和钙易于吸收，是骨折患者最好的饮食。

第三，戒烟酒、浓茶。

第四，稳定患者情绪，避免不良刺激。

第五，嘱患者注意加强患肢的功能锻炼，活动应循序渐进，活动范围应逐渐增加。

第六，"∞"字绷带或锁骨带固定后应嘱患者经常保持挺胸提肩姿势，练习手部及腕、肘关节的各种活动，并行肩关节外展、后伸运动。禁忌做肩关节前屈、内收等运动。告知患者除必须以卧位保持复位和固定外，均可下地活动。

二、肱骨骨折的康复护理

肱骨骨折是指发生在肱骨的外科颈以下以及肱骨远端以上这个部位的肱骨长管状骨骨折。长骨干骨折一般不涉及周边关节，故而在术后康复时可相对大地去活动肩关节和肘关节，在3～6周时活动度恢复到健侧水平。

（一）术后康复锻炼

1.手术当日

适当抬高患肢，间歇冰敷。可以适当配合肌内效贴布消肿镇痛。冰敷以低于体温20℃以上为宜，每次不超过20分钟，伤口处不可直接接触冰和水。术后48小时内可以进行3～5次冰敷。术后3周内如果没有炎症，在运动前进行热敷，无论有无炎症，运动后都使用一次性冰袋冰敷患部周围30分钟，进行肱二头肌及肱三头肌绷紧—放松—绷紧—放松100下，第二天150下，第三天开始200下每天，持续进行60天。

2.手术后第2天

开始被动活动肩关节（内、外、向头三个方向）和肘关节（屈伸），每个动作都是10次/组，一日3组以上。有吊带患者，活动结束之后，吊带仍需戴上。

3.手术后第3天

肩关节被动活动转为坐位（前后左右四个方向）。

4.手术后第4天

在被动活动时，患者逐渐发力主动参与。

5.手术后第2周

活动结束后在活动度末端进行缓慢而长时间的牵拉，每次牵拉时间为2分钟，牵拉完毕休息30秒继续牵拉，5次/组，一日2～3组。

6.手术第3周

第一，开始主动活动肩肘关节，被动活动至最大角度，最晚到第6周肩肘活动度恢复健侧水平。肘：自我伸直和屈曲牵拉。

第二，伸直牵拉结束后取一矿泉水瓶，手平置桌面，在活动度末端靠水瓶等重物进行牵拉，30分钟每次。如若活动度无法增加，则可将外固定持续牵拉计划加入训练计划中。

7.手术第4周

4周后开始肩关节爬墙训练，旋转训练：仅使用弹力带一倍的弹力。

（二）出院健康指导

第一，门诊复查，影像学显示骨折愈合中，主治医师确认骨折处可以承重后开始。

第二，肌肉力量性训练。使用哑铃开始肩关节上举，肘关节屈伸活动，哑铃从1.5kg开始。

第三，肌肉稳定性训练。使用低于力量性训练30%重量的哑铃，上举整个手臂，保持在一定的角度10~30秒。

第四，剩余活动度恢复。利用社区滑轮等进行最后的活动度练习，必要时前往康复科进行超声波和低剂量冲击波治疗以软化瘢痕，增加活动度。如有关节粘连的患者可前往康复科行1~3级关节松动术。

三、尺桡骨骨折的康复护理

尺桡骨骨折是指前臂的尺骨桡骨同时断裂发生的骨折。这种情况往往是由直接的暴力以及间接的暴力和扭转的暴力导致。尺桡骨骨折容易形成腕关节活动范围受限，桡尺关节远端僵硬，当活动度无法得到改善时，可改变外固定的塑性，进行低负荷的长时间牵拉。

（一）术后康复锻炼

1.手术当日

第一，适当抬高患肢，间歇冰敷，适当配合肌内效贴布消肿镇痛。冰敷以低于体温20℃以上为宜，每次不超过20分钟，伤口处不可直接接触冰和水。48小时内可以进行3~5次冰敷。第一天开始进行轻微握拳锻炼和前臂肌肉等长收缩，即绷紧—放松—绷紧—放松100下，第二天150下，第三天开始200下每天，持续进行60天。

第二，周边关节（手指，肘，肩关节）做微量活动然后逐渐增大（以手术关节不产生疼痛为标准），不损伤的情况下次数越多越好。

2.手术后第2天

第一，手臂的肌群做轻柔按摩放松，轻度牵拉。

第二，被动关节活动，用健侧手帮助患侧手做，四个方向地活动（微微痛），循序渐进，少量多次。

第三，手在头上方握拳（微痛为单次最大限度），用80%的力量，少量多次，防止水肿，每组5~10下，每日30组。手指应该被动做到所有活动度，渐进到主动全部活动度。

3.手术后第5天

骨折术后的患者由于创伤和围术期制动等原因，常会出现肢体肿胀和酸痛，此时对于酸痛部位及其周围的按摩是极其必要且有效的。传统的按摩是根据肌肉走向，垂直于肌肉做轻柔弹拨，这种方法虽然有效却过于繁杂，没有针对性。本文介绍扳机点按摩法，具有简单、易操作、见效快等特点。扳机点点按：避开伤口，对手术部位周围的扳机点进行30秒/次的点按，力度适中，以感到酸痛感为宜，每日多次。基础扳机点图谱见图8-1，图中显示了人体常见的一些扳机点和肌肉之间的相对位置，可对号入座寻找扳机点，由于扳机点的易发性和不确定性，如在图上标注的位置上没有找到扳机点不妨往旁边寻找。

4.手术后第2周

如果没有炎症，运动前先进行患肢湿热敷。如果有外固定者需询问医师相关情况后再进行训练（腕和前臂的主动活动范围运动）。进行尽力30秒极限屈曲，在极限位用健侧手做患侧拉伸30秒。进行尽力30秒极限背伸，在极限位用健侧手做患侧拉伸30秒。进行尽力30秒极限尺偏，在极限位用健侧手做患侧拉伸30秒。进行尽力30秒极限桡偏，在极限位用健侧手做患侧拉伸30秒。以上做完一次为一个重复，5个重复为一组，5组每天，第3周开始10组每天，持续做到第6周，恢复所有活动度。避免暴力牵拉。

5.手术后第3周

第一，在屈肘90°且上臂贴近身体的状态下做前臂旋转训练（无痛），防止肩关节代偿。渐进至第六周复诊骨折处可以承受压力再开始加大角度。

第二，建议到康复科进行超声波、针灸、瘢痕软化治疗和CPM治疗。家用理疗设备介入，浸泡方剂在痂完全脱落后再开始使用。

第三，伤口闭合后，做轻柔的按摩和拉伸，以软化瘢痕。

第四，如果肢体水肿变硬，进行冷敷/热敷交替。可使用与体温相差上下15℃左右的冷热两块毛巾快速交替（3～5秒）敷在水肿处，每次20分钟，每日3次。

（二）出院健康指导

第一，门诊复查显示骨折愈合良好，医师同意骨折处可以承受压力后可以开始。

第二，恢复日常活动，练习打字写字。

第三，肌力训练：等张和动力性抓握练习，如捏橡皮泥，使用弹力带训练力量和稳定性。

第四，工作适应性训练：参与日常简单工作。

第五，抗阻力训练：以屈腕为例，患侧手尽力屈腕，健侧手或协助者阻挡患侧手屈腕，双手僵持不动，维持3～10秒，休息3秒，连续进行5～10次为一组，组间休息30秒，连续3组为一次，每日3次以上。

第六，被动活动进展到屈伸极限被动。

第七，关节松动手法：双手抓住后微量拉开腕关节，上下滑动腕关节，略微感到关节面有些许滑动。

四、上肢骨折的围手术期护理流程

（一）入院护理流程

第一，责任护士进行初步护理评估，监测生命体征。

第二，介绍病区环境、告知住院规章制度。

第三，卫生处置：洗澡，更换病员服，修剪指甲等。

第四，加强疼痛护理及心理护理，消除患者恐惧。

（二）住院第2天～术前护理流程

第一，责任护士进行术前常规检查的指导。

第二，责任护士给予患者进行未固定关节功能康复指导。

第三，责任护士进行术前准备（ABO血型鉴定、皮试、必要时备血），进行术前宣教。

第四，责任护士进行疾病相关知识宣教，督促戒烟、戒酒。

第五，训练有效咳嗽、咳痰、深呼吸、床上排便等。

第六，加强心理护理，帮助患者树立信心。

（三）术后期间护理流程

1.病情观察

生命体征、伤口渗液、患肢的末梢血液循环情况以及患肢肢体的位置摆放等。

2.一般护理

鼓励多饮水、加强基础护理等。

3.专科护理

做好导管护理，加强功能锻炼，注意观察患肢末梢血运。

4.健康指导

用药、饮食、康复指导、术后常见并发症的宣教合理饮食，增强机体抵抗力，做好伤口护理。

（四）出院指导护理流程

第一，注意保暖，防止呼吸道感染而继发伤口感染，戒烟及避免二手烟。

第二，功能锻炼指导：关节活动度与肌力都需锻炼，锻炼贵在坚持，注意安全。

第三，出院结账流程、按时服药、按时随访。

第三节　下肢骨折的康复护理

下肢骨折的患者，特别是股骨及其以上部位的骨折，患者由于长期卧床常常会出现一些心肺相关的症状，比如呼吸肌力量下降、呼吸功能减弱、呼吸模式改变、痰液微积，甚至是肺炎等，故而下肢骨折的患者都可以在术前术后护理计划中加入心肺功能训练。另外，下肢是人体站立以及行走承重的重要部位，下肢骨折的患者常因对骨折恢复的误判，过早下地负重，甚至是步行，导致骨折移位、畸形愈合甚至是骨不连等，再有下肢伤的患者常由于锻炼方式的不正确或是不完善，导致功能恢复得不完全，或是出现错误的运动模式。以下几篇简易的术后康复方案，将带来较为系统、安全、易操作的术后康复方案，但因病况的不同，一切均以主管医师所言为准。

一、髋部骨折的康复护理

所谓的髋部骨折是指股骨（也就是大腿骨）的股骨颈、股骨转子间或股骨转子下处的骨折。一旦发生髋部骨折，患者通常会感到大腿或臀部疼痛，患肢无法负重、移动及变短或呈外翻的现象。这导致患者因疼痛无法坐起、床上翻身、如厕、行走等，导致日常生活严重受影响。

（一）术后康复锻炼

1.手术当日

适当抬高患肢，可使患肢处于生理体位，间歇冰敷。可以适当配合肌内效贴布消肿镇痛。冰敷温度以低于体温20℃以上为宜，每次不超过20分钟，伤口处不可直接接触冰和水。当日可以进行1~3次冰敷。第一天开始即可进行股四头肌肌肉等长收缩，即绷紧—放松—绷紧—放松100下，第二天150下，第三天开始200下每天，持续进行60天。

2.手术后第2天

如患者由于年纪大等其他因素导致难以交流，则可全部改为被动运动。

第一，被动膝关节的屈伸活动，跟骨不离开床。

第二，踝关节写字（以踝关节为中心写字，每天100个字）。

第三，髌骨做人工滑动。

第四，膝关节下压训练（后侧有切口的患者第二周再开始）。

第五，双侧脚踝力量性训练：抗阻力背伸和趾屈。脚踝用力蹬手，手抵抗住不动，手的抵抗力随脚踝发力逐渐上升。脚踝用力往上背伸，手抵抗住不动，手的抵抗力随脚踝发力逐渐上升。

第六，脚趾间肌灵活性和力量训练及足弓刺激。拇指按摩脚底。脚趾用力，手抵抗脚趾，手的抵抗力不变，脚趾缓慢用力活动。脚趾用力，手抵抗脚趾，手的抵抗力不变，脚趾缓慢用力活动。

第七，后入路患者如疼痛不明显，可开始被动直腿抬高练习，以避免腿部肌肉过快萎缩，疼痛明显者则可推迟数天。前入路患者待伤口出血好转再询问主治医师。被动直抬腿练习：每组10次，每次10~15秒，每次间隔5秒，每天4~6组；被动侧抬腿练习：每组10次，每次10~15秒，每次间隔5秒，每天4~6组

（侧面有伤口的患者不做此活动）。条件允许下做被动后抬腿练习：30次/组，组间休息5秒，4~6组/天（侧卧，朝向后侧抬腿，左手置于膝关节以上大腿位置）。伴随神经损伤者可附加冥想疗法和生物反馈等理疗跟进。无神经损伤患者进行低能量的神经牵拉，即在被动直抬腿时将脚踝极限背伸，产生微量麻木症状，3~5秒/次，5次每组，每日1组。内固定足够稳定时，应尽早在医师指导下使用助行器下地站立，患肢不能负重。

3.手术后第5天

扳机点点按：避开伤口，对手术部位周围的扳机点进行30秒/次的点按，力度适中，以感到酸痛感为宜，每日多次。

4.手术后第2周

髋关节被动屈曲训练，到第六周髋膝关节屈曲均到达90°，坐轮椅到医院复诊。如果没有炎症可以对下肢进行热敷。咨询医师，逐渐坐起，开始坐位平衡训练。

（二）出院健康指导

术后第6周门诊复查：根据骨折愈合情况术后6~12周开始负重练习（医师确认可以开始负重）以第六周可以负重为例，若负重推迟，则下列时间相应推迟。

第7周由10kg→1/5BMI，第8周由1/5BMI→1/4BMI，第9周由1/4BMI→1/3BMI，第10周由1/3BMI→2/3BMI，第11周由2/3BMI→3/4BMI，第12周由3/4BMI→4/5BMI，第13周由4/5BMI→100%BMI逐渐过渡。

可在踩秤上进行量化，逐步增加负重量，股骨颈骨折愈合速度慢，老年患者不愈合率高，应定期复诊，及时调整方案。股骨转子间骨折、股骨转子骨折髓内钉或者股骨颈骨折固定的患者愈合较快，可较早下地负重。（复查观察骨折线）髋部骨折术后常因疼痛、担心内固定不稳及伤口撕裂、双侧肌肉强度不均等一系列因素造成步态异常，当达到负重第8周之后即可开始步态训练。常见的步态异常有健侧过度负重、患侧过度负重、长短腿、高低肩、走路偏向一侧、单侧腰痛等。简单步态训练：对着镜子不断来回缓慢行走，将自己的步态调整为正常步态。或至康复科进行专人指导下的专业步态及平衡性训练。

二、股骨干骨折的康复护理

股骨干骨折是指暴力直接打击、从高处坠跌、车辆撞击、碾压等都可造成股骨骨折。发生股骨骨折时，下肢不能活动，骨折处严重肿胀、疼痛，还可出现扭曲或成角等畸形，有时可出现下肢长度缩短。如同时有开放性伤口，则病情更加严重，常会使患者作发生休克。

（一）术后康复锻炼

1.手术当日

下了手术台之后，适当抬高患肢，间歇冰敷。可以适当配合肌内效贴布消肿镇痛。冰敷以低于体温20℃以上为宜，每次不超过20分钟，伤口处不可直接接触冰和水。每日可以进行3～5次冰敷。第一天开始进行肌肉等长收缩即绷紧—放松—绷紧—放松100下，第二天150下，第三天开始200下每天，持续进行60天。

2.手术后第2天

膝关节的屈伸活动，角度缓慢增大，跟骨不离开床。缓慢而轻柔，不造成骨折处疼痛。少量多次，尽早恢复到屈曲90°。踝关节写字（以踝关节为中心写字，每天100个字）。髌骨做人工滑动。

3.膝关节下压训练（后方有伤口患者一般第二周开始）

膝关节下方垫的东西可由矿泉水瓶—拳头—毛巾—小物件逐渐变小，逐渐练习膝关节伸直。

4.双侧脚踝力量性训练

抗阻力背伸和趾屈。脚踝用力蹬手，手抵抗住不动，手的抵抗力随脚踝发力逐渐上升。脚踝用力往上背伸，手抵抗住不动，手的抵抗力随脚踝发力逐渐上升。足弓刺激及脚趾间肌灵活性和力量训练。拇指按摩脚底，脚趾用力，手抵抗脚趾，手的抵抗力不变，脚趾缓慢用力活动。脚趾用力，手抵抗脚趾，手的抵抗力不变，脚趾缓慢用力活动。

5.健侧腿直腿抬高

每组10次，每次10～15秒，每次间隔5秒，每天5～10组，以健侧腿用力带动患侧腿用力，逐渐坐起。

6.手术后第5天

第5天开始，当膝关节可以弯曲90°以后可以到床边座位自重悬吊膝关节，悬吊时可将健侧腿小腿叠于患侧腿上方，轻轻往后压患侧腿，以患侧感到微微牵拉感为宜。在床上抱腿弯曲膝关节，抱住后手施力挤压，以产生微量酸痛感为宜，进一步恢复膝关节屈曲活动度。扳机点点按：避开伤口，对手术部位周围的扳机点进行30秒/次的点按，力度适中，以感到酸痛感为宜，每日多次，扳机点图谱。

7.手术第七天

若内固定稳定，可以开始扶着双拐或助行器，在家属的陪护下下地站立，患肢绝对不负重。主动患肢悬空屈伸膝关节、踝关节，模拟行走。

（二）出院健康指导

髓内钉固定患者可较早负重，钢板内固定患者根据骨折愈合情况术后6～12周开始负重练习（医师确认可以开始负重），以第6周可以负重为例，若负重推迟，则下列时间相应推迟。

第7周由10kg→1/5BMI，第8周由1/5BMI→1/4BMI，第9周由1/4BMI→1/3BMI，第10周由1/3BMI→2/3BMI，第11周由2/3BMI→3/4BMI，第12周由3/4BMI→4/5BMI，第13周由4/5BMI→100%BMI逐渐过渡。

若活动度无法达到健侧水平，则在关节活动训练之后使用外固定支具，进行长时间的牵拉固定，以恢复活动度。每次固定1小时。

三、胫骨平台骨折的康复护理

胫骨上端与股骨下端形成膝关节。胫骨与股骨下端接触的面为胫骨平台。胫骨平台是膝关节的重要负荷结构，一旦发生骨折，内、外平台受力不均，将产生骨关节炎改变。由于胫骨平台内外侧分别有内、外侧副韧带，平台中央有胫骨粗隆，其上有交叉韧带附着，当胫骨平台骨折时常发生韧带及半月板的损伤。

（一）术后康复锻炼

1.手术当日

下了手术台之后，适当抬高患肢，给予间歇冰敷。可以适当配合肌内效贴布消肿镇痛。冰敷以低于体温20℃以上为宜，每次不超过20分钟，伤口处不可直接接触冰和水。每日可以进行3～5次冰敷。开始进行肌肉等长收缩即绷紧—放松—绷紧—放松200下，第2天500下，第3天开始1000下每天，持续进行60天。

2.手术后第2天

膝关节的屈伸活动，跟骨不离开床。由被动逐渐过渡为主动。造成的髋关节屈曲不超过30°。踝关节写字（以踝关节为中心写字，每天100个字），髌骨做人工滑动，伤口涉及则不做此活动。膝关节下压训练，后侧切口的患者不适用此锻炼。

3.双侧脚踝力量性训练

抗阻力背伸和趾屈。脚踝用力蹬手，手抵抗住不动，手的抵抗力随脚踝发力逐渐上升。脚踝用力往上背伸，手抵抗住不动，手的抵抗力随脚踝发力逐渐上升。足弓刺激及脚趾间肌灵活性和力量训练。拇指按摩脚底，脚趾用力，手抵抗脚趾，手的抵抗力不变，脚趾缓慢用力活动。脚趾用力，手抵抗脚趾，手的抵抗力不变，脚趾缓慢用力活动。

4.CPM

在牢固内固定基础上及术后保留硬膜外镇痛泵持续止痛的情况下进行，术后1～3天，终止角度不超过40°，术后3天停止使用止痛剂，术后4天应平均每1～2天增加10°，2～3次/天，一直锻炼到膝关节屈曲达120°后停止CPM机锻炼。

5.手术第3天

在继续第二天被动活动的基础上增加跟骨离开床的被动活动。被动踝泵牵拉小腿三头肌。家属对患者进行踝泵，极限角度，以牵拉小腿三头肌和防止/减少术后水肿。

6.手术第4天

床边自重悬吊训练（如疼痛明显无法坚持可推迟数天）以微痛为限度，每次训练不超过1分钟，逐渐进步。每日可以进行多次训练。

7.手术第5天

扳机点点按：避开伤口，对手术部位周围的扳机点进行30秒/次的点按，力度适中，以感到酸痛感为宜，每日多次，扳机点图谱见图8-1。

8.手术第2周

根据具体情况开始膝关节的主动伸展练习。手术第3周开始做屈曲和伸展的牵拉训练，活动度递增；每次牵拉3～5秒，5次/组，3组/天。

9.手术第8周

第8周开始可以开始下列图片的牵拉训练（侧向马步，需要询问医师）。

（二）出院健康指导

术后6周门诊复查，在进行训练之前，先进行屏气用70%的力让膝关节有方向性地等长收缩30秒（做屈曲牵拉时，就向屈曲方向用力等长收缩，做伸展牵拉时，就向伸展方向用力等长收缩），再慢慢呼气进行牵拉训练，每次牵拉3～5秒，气竭即止，再次呼气再次牵拉，5～10次/组，5组/天。伸膝牵拉：伸直膝关节，用手下压患肢膝关节，使之伸直。屈曲牵拉：患者抱腿进行屈曲牵拉。术后6～12周开始负重练习，必须经过X线检查，在骨折愈合，医师允许的前提下（若骨折愈合情况不允许负重则推延数周）。术后6周由1/4体重→1/3体重，术后8周1/3体重→10周，1/2体重→2/3体重，12周4/5体重→100%体重逐渐过渡。可在踩秤上进行量化，逐步增加负重量，5分钟/次，2～3次/天。

四、髌骨骨折的康复护理

髌骨骨折是较常见的损伤，以髌骨局部肿胀、疼痛、膝关节不能自主伸直，常以皮下瘀斑以及膝部皮肤擦伤为主要表现的骨折。

（一）术后康复锻炼

1.手术当日

手术返回病房之后，适当抬高患肢，给予间歇性冰敷。冰敷以低于体温20℃以上为宜，每次不超过20分钟，伤口处不可直接接触冰和水。每日可以进行3～5次冰敷。开始进行下肢肌肉等长收缩即绷紧—放松—绷紧—放松100下，第二天150下，第三天开始200下每天，持续进行60天（髌骨在股四头肌收缩时会受到牵拉，因此该锻炼不宜次数过多）。

2.手术第2天

膝关节的屈伸活动，跟骨不离开床。由被动逐渐过渡为主动。造成的髋关节屈曲不超过30°。踝关节写字（以踝关节为中心写字，每天100个字）。膝关节下压训练（该动作可缓解髌骨骨折术后膝关节内部的酸痛感）。

3.双侧脚踝力量性训练

抗阻力背伸和趾屈。脚踝用力蹬手，手抵抗住不动，手的抵抗力随脚踝发力逐渐上升。脚踝用力往上背伸，手抵抗住不动，手的抵抗力随脚踝发力逐渐上升。足弓刺激及脚趾间肌灵活性和力量训练。拇指按摩脚底，脚趾用力，手抵抗脚趾，手的抵抗力不变，脚趾缓慢用力活动。脚趾用力，手抵抗脚趾，手的抵抗力不变，脚趾缓慢用力活动。

4.CPM

在牢固内固定基础上及术后保留硬膜外镇痛泵持续止痛的情况下进行，术后1~3天，终止角度不超过40°。术后3天停止使用止痛剂，术后4天应平均每1~2天增加10°，2~3次/天，一直锻炼到膝关节屈曲达120°后停止CPM机锻炼。

5.手术第4天

开始主动无重力伸膝屈膝练习，侧卧位，患肢在上，患肢主动屈伸。被动踝泵牵拉小腿三头肌，家属对患者进行踝泵，极限角度，以牵拉小腿三头肌和防止/减少术后水肿。手术第5天开始，扳机点点按：避开伤口，对手术部位周围的扳机点进行30秒/次的点按，力度适中，以感到酸痛感为宜，每日多次，扳机点图谱见8-1。

6.手术第2周

膝关节屈伸练习，主动屈膝训练。持续做被动屈膝伸膝运动以恢复其活动度。当膝关节活动度从0°进展到80°后开始尝试坐位悬吊。手术第3周开始，坐位无负担后，在取得医师同意后进行无负重站立，单次站立时间最多不超过5分钟。

7.手术第4周

特殊拉伸训练，在进行训练之前，先进行屏气用70%的力让膝关节有方向性地等长收缩30秒（做屈曲牵拉时，就向屈曲方向用力等长收缩；做伸展牵拉时，就向伸展方向用力等长收缩），再慢慢呼气进行牵拉训练，气竭即止，再次呼气再次牵拉，每次牵拉3~5秒，5~10次/组，5组/天。在手术第6周继续第4周的牵拉训练，以恢复全部的活动度。如果遇到活动度恢复瓶颈，则采用外固定在每次牵拉之后进行一个小时的牵拉固定。

（二）出院健康指导

门诊复查X线片显示骨折线愈合良好，医师同意负重，开始屈膝60° 马步桩站法。方法：两脚平行分开，与肩同宽，膝向足尖，不可内收，背靠墙壁，小腿与地面角度接近垂直，膝关节屈曲约60° 。可两掌重叠放于小腹前，两眼平视前方，自然呼吸。每日1次，第1天做2分钟，第2天做2分钟，第3天做3分钟，第4天做4分钟，第5天做5分钟，以后每次5分钟。对比自由行走和30° 马步，此种方法更能有效改善股四头肌的肌力。

五、胫腓骨骨折的康复护理

胫腓骨骨干骨折在全身骨折中最为常见。其中以胫骨干单骨折最多，胫腓骨干双折次之，腓骨干单骨折最少。胫骨是连接股骨下方的支承体重的主要骨骼，腓骨是附连小腿肌肉的重要骨骼，胫骨中下1/3处易于骨折。胫骨上1/3骨折移位，易压迫腘动脉，造成小腿下段严重缺血坏死。胫骨中1/3骨折淤血潴留在小腿的骨筋膜室，增加室内压力造成缺血性肌挛缩。

（一）术后康复锻炼

1.手术当日

手术返回病房之后，适当抬高患肢，给予间歇冰敷。也可以适当配合肌内效贴布消肿镇痛。冰敷以低于体温20℃以上为宜，每次不超过20分钟，伤口处不可直接接触冰和水。每日可以进行3~5次冰敷。开始进行下肢肌肉等长收缩即绷紧—放松—绷紧—放松200下，第二天500下，第三天开始1000下每天，持续进行60天。

2.手术后第2天

膝关节的微量被动屈伸活动，跟骨不离开床。踝关节被动活动，幅度随时间慢慢增大。在伤口不涉及髌骨周围的情况下，髌骨做人工滑动。膝关节下压训练（如果伤口涉及膝关节下方则不做此活动），膝关节下方的体积逐渐减小，使膝关节逐渐伸直。

3.手术后第3天

开始主动地踝关节活动，少量多次，尽力活动。手术第4天开始膝关节的主动活动，跟骨不离开床，进行主动屈膝训练。手术第5天扳机点点按：避开伤口，对手术部位周围的扳机点进行30秒/次的点按，力度适中，以感到酸痛感为宜，每日多次，扳机点图谱见图8-1。

4.手术后第2周

内固定稳定的患者可以坐到床边，利用重力进行自重牵引，单次时间不超过5分钟。继续第1周的训练，当自重牵引无负担后，医师同意后可以扶拐或助行器下地站立，患肢绝对不负重，自重悬吊训练。第3周开始在站立时进行膝关节和踝关节的主动屈伸，模拟步行。

5.手术后第4周

患肢踝关节进行长达30秒的等长收缩，然后进行踝背伸牵拉30秒。患肢踝关节进行长达30秒的等长收缩，然后进行踝趾屈牵拉30秒。患肢膝关节附近肌肉进行长达30秒的等长收缩，然后进行自我抱膝，膝关节屈曲牵拉30秒。患肢膝关节附近肌肉进行长达30秒的等长收缩，然后进行膝关节伸直牵拉30秒。以上4个动作，每个动作重复10次，休息2~5分钟后开始下一个动作；四个动作全部完成为1组，一日3组，分早中晚完成。目标为到第6周时踝和膝关节活动度恢复到健侧水平。

（二）出院健康指导

回医院复查，若骨折愈合良好，医师同意患肢负重后。开始从10kg开始的逐渐负重。双侧脚踝力量性训练：抗阻力背伸和趾屈。脚踝用力蹬手，手抵抗住不动，手的抵抗力随脚踝发力逐渐上升。脚踝用力往上背伸，手抵抗住不动，手的抵抗力随脚踝发力逐渐上升。持续膝关节和踝关节的屈伸训练，必要时锻炼后进行长时间的外固定牵拉。

六、踝关节骨折的康复护理

踝关节由胫腓骨下端与距骨组成。其骨折、脱位是骨科常见的损伤，多由间接暴力引起踝部扭伤后发生。根据暴力方向、大小及受伤时足的位置的不同可引起各种不同类型的骨折。

（一）术后康复锻炼

1.手术当日

手术返回病房之后，适当抬高患肢，给予间歇冰敷。可以适当配合肌内效贴布消肿镇痛。冰敷以低于体温20℃以上为宜，每次不超过20分钟，伤口处不可直接接触冰和水。每日可以进行3～5次冰敷。开始进行下肢肌肉等长收缩即绷紧—放松—绷紧—放松200下，第二天500下，第三天开始1000下每天，持续进行60天。

2.手术后第2天

开始膝关节屈曲和伸直练习。下压伸直膝关节：活动过程中在足部不受到压力的情况下，进行膝关节下压训练。开始活动脚趾和做直腿抬高。

3.手术后第3天

（1）踝泵

足趾先向下再向上，增加踝关节的活动范围与循环，持续而慢速活动。

（2）踝关节写字

仰卧位，下肢伸直于身前，踝趾描绘中文，注意踝关节的活动。踝关节环转运动：以踝趾作为指针，包括踝关节在内的顺时针、逆时针运动。

（3）踝关节内翻或外翻

以转动足底使其朝向或远离面部。跟腱牵拉（伸直位牵拉）：双手持毛巾末端并绕过足底，慢慢牵拉毛巾至亚极限，微感疼痛，程度随时间推移逐渐加强。

4.跟腱牵拉（膝关节屈曲位）

坐位，膝关节屈曲90°，双手持毛巾末端并绕过足底，慢慢牵拉毛巾至小腿后侧有牵张感，维持5秒。手术第5天开始进行扳机点点按：避开伤口，对手术部位周围的扳机点进行30秒/次的点按，力度适中，以感到酸痛感为宜，每日多次，扳机点图谱见图8-1。

5.手术后第2周

坐到床边开始尝试踝部自重悬吊，单次时间不超过5分钟，一日多次。待悬吊无负担后开始进行踝关节坐位反重力上下活动。手术第8周加强踝关节及下肢各项肌力练习，如静蹲练习，提踵练习台阶前向下练习，强化踝关节活动度。

（二）出院健康指导

回院复查，主治医师同意踝关节负重后开始以下康复训练。

第一，踝关节及下肢负重练习，前向跨步练习，后向跨步练习，侧向跨步练习。

第二，强化踝关节周围肌肉力量，坐位，在脚背绑一轻沙袋，给予脚背些许负重，做勾腿，踝内翻练习，踝外翻练习。沙袋的重量由500g开始逐步增加。

第三，也可进行徒手抗阻力训练，即用手替换沙袋，相对优点在于力量可以随时变换，但是考虑到方便原则，在单人训练时仍然推荐沙袋。

七、跟骨骨折的康复护理

跟骨骨折以足跟部剧烈疼痛、肿胀和瘀斑明显、足跟不能着地行走、跟骨压痛为主要表现。本病成年人较多发生，常由高处坠下或挤压致伤。经常伴有脊椎骨折，骨盆骨折，头、胸、腹伤。跟骨为松质骨，血循供应比较丰富，骨不连者少见。

（一）术后康复锻炼

1.手术当日

手术返回病房之后，适当抬高患肢，给予间歇冰敷。可以适当配合肌内效贴布消肿镇痛。冰敷以低于体温20C以上为宜，每次不超过20分钟，伤口处不可直接接触冰和水。每日可以进行3~5次冰敷。开始进行下肢肌肉等长收缩即绷紧—放松—绷紧—放松200下，第2天500下，第3天开始1000下每天，持续进行60天。

2.手术第2天

踝关节被动活动。患足跖趾关节的抗阻跖屈和背伸，脚趾用力活动，手用力抵抗，手的力量随着脚趾力量上升而上升。直腿抬高训练：10次/组，5组/天。

3.手术第5天

患者可以扶双拐或助行器下地，患肢避免负重，进行前抬腿，侧抬腿和后抬腿训练。患者进行扳机点点按避开伤口，对手术部位周围的扳机点进行30秒/次的点按，力度适中，以感到酸痛感为宜，每日多次，扳机点图谱见（图8-1）。

4.手术第3周

扩大踝关节活动范围，主动运动踝关节（整个足）、背伸（脚掌往上）至疼痛能够耐受处保持20秒，趾屈（脚掌往下）至疼痛能耐受处保持20秒，3～5次/组，每日6组；踝关节内外翻运动（疼痛耐受，少量多次）。术后第8周开始患肢踩地秤15kg部分负重，拄拐三点式行走；术后12周患肢负25kg；术后14周完全负重；术后12～16周本体感觉训练，采用Thera-Band训练垫、晃板等平衡锻炼工具，患者站立于其上保持平衡以恢复踝、足本体感觉系统；步态训练首先从重心转移开始，练习重心在双腿间左右、前后转移。一切训练都要求有家属在旁保护安全。

（二）出院健康指导

门诊回访，若骨折处愈合良好，医师允许负重，则进行下列训练（运动前先热敷或泡脚20分钟）：

第一，继续扩大踝关节活动范围，先进行整个踝关节的等长收缩30秒，然后进行最大角度的被动牵拉，持续30秒，5～10下/组，组间休息3分钟，早中晚各三组。

第二，通过对距下关节、跟骰关节、距舟关节行关节松动术，被动活动距下关节（除了受伤的跟骨外，脚掌的其他位置每两块骨头间进行松动），逐渐恢复上述三关节的活动范围，关节松动术可以到康复科寻找物理治疗师协助。

第三，采用徒手抗阻手法：分别对胫骨前肌、胫骨后肌、腓骨长短肌进行等长抗阻练习，增强踝关节周围肌肉力量。需要家属协助：患者往下蹬脚，家属用手在前脚掌顶住做抵抗，足用力趾屈，手给予阻力，患者往上背伸脚，家属用手在脚背抵抗，足用力背伸，手给予阻力，患者脚往后顶，家属用手在后面顶住跟腱做抵抗。所谓等长抗阻就是说患者用力了，但是由于家属的抵抗患者无法进行活动，仅达到肌肉最大程度收缩的效果。

八、下肢骨折的围手术期护理流程

（一）入院护理流程

第一，责任护士进行初步护理评估，监测生命体征。

第二，介绍病区环境、告知住院规章制度。

第三，卫生处置：洗澡，更换病员服，修剪指甲等。

第四，加强疼痛护理，加强心理护理稳定患者情绪。进行ABO血型鉴定。

（二）住院第1天～术前护理流程

第一，责任护士进行术前常规检查的指导，做好石膏护理。

第二，责任护士进行疾病相关知识宣教，督促戒烟、戒酒。

第三，责任护士进行术前准备（ABO血型鉴定、皮试、备血）。

第四，责任护士进行各项术前宣教。

第五，训练有效咳嗽、咳痰、深呼吸、床上排便等。

第六，加强心理护理，帮助患者树立战胜疾病的信心。

（三）术后期间护理流程

1.病情观察

生命体征、伤口渗液、患肢的末梢血液循环情况以及体位的摆放等。

2.一般护理

加强营养支持，多饮水、加强基础护理。

3.专科护理

抬高患肢.加强功能锻炼。

4.健康指导

用药、饮食康复指导、术后常见并发症的宣教。

（四）出院指导护理流程

第一，合理饮食，增强机体抵抗力。

第二，保持伤口干净干燥，避免外伤，养成良好的生活习惯。

第三，功能锻炼指导：锻炼贵在坚持，注意安全，避免意外。

第四，出院结账流程、按时服药、按时随访。

第四节 骨盆创伤的康复护理

一、骨盆创伤的基础知识

骨盆骨折是临床常见的严重骨折之一，该病具有病情重、并发症多等特点，因骨盆是机体重要的负重关节，因此，临床治疗骨盆骨折主要通过骨盆解剖复位进行治疗，若不及时采取治疗措施，将导致患者骨盆关节的负重应力不均匀，从而会导致盆腔脏器受损。由于骨盆骨折患者的活动受限，且承受着较大的心理压力，因而也严重伤害着患者的身心健康，所以给患者合理有效的围手术期康复护理至关重要。

（一）定义

骨盆的解剖结构：骶骨、髂骨和骶骨与尾骨间，均有韧带支持连接，形成关节，整个骨盆借界线分为上部的大骨盆和下部的小骨盆。界线是由骶岬、两侧骶翼前缘、两侧弓状线和两侧的耻骨梳、耻骨结节、耻骨嵴以及耻骨联合上缘围成的环形线，即小骨盆上口，大、小骨盆借此口相通。当骨盆受到严重的外力时，骨盆的骨质结构遭到破坏，甚至影响了骨盆环的稳定性，即骨盆骨折。

（二）流行病学情况

骨盆骨折常继发于各种高能量损伤。多发伤中合并骨盆骨折者占20％，交通伤中合并骨盆骨折者占25％～84.5％。骨盆骨折致死率的报道各不相同，直接由骨盆骨折造成的死亡率占1％，包含骨盆骨折在内的多发损伤、严重损伤的死亡率占15％，致残率高达50％～60％。骨盆骨折最严重的并发症是创伤性失血性休克及盆腔脏器合并伤。

（三）病因

骨盆骨折是一种严重的损伤，多见于高处跌落、交通事故或房屋、工程的坍塌及重物碾压砸伤等所致。

（四）临床表现

第一，骨盆挤压试验阳性，肢体长度不对称，严重骨盆骨折常伴有失血性休克，可表现出烦躁或淡漠、四肢厥冷、皮肤苍白、血压下降、少尿等。

第二，因骨盆主要为骨松质组成，血循环充沛，骨折时出血量较大，容易出现皮下及深部血肿。臀部深部血肿多为臀上动脉破裂，会阴部肿胀甚至瘀斑是耻骨和坐骨骨折的特有体征。

第三，骨盆骨折时，患者均有明显的疼痛，在搬动时疼痛加重，骨盆分离及挤压试验阳性。由于肿胀和骨折移位、骨盆的体表标志难以清楚地触及，可根据肿胀和压痛部位、骨盆形态等估计骨折情况。

（五）诊断标准

针对大多数骨盆骨折来说，通过X线片判断骨折的损伤机制，可以决定治疗方案，其他的影像学检查则有助于骨折分类及指导最终的治疗方式。

1.X线检查

骨盆正位片，90%的骨盆骨折可经正位片检查发现。骨盆入口位片，可以更好地观察骶骨翼骨折、骶髂关节脱位、骨盆前后及旋转移位、耻骨支骨折、耻骨联合分离等。骨盆出口位片，可以观察骶骨、骶孔是否有骨折，骨盆是否有垂直移位。

2.CT检查

CT是对于骨盆骨折最准确的检查方法。若患者病情平稳，应尽早行CT检查。CT可以同时显示腹膜后及腹腔内出血的情况。对于骨盆后方的损伤尤其是骶骨骨折及骶髂关节损伤，CT检查更为准确，伴有髋臼骨折时也应行CT检查，CT三维重建可以更真实地显示骨盆的解剖结构及骨折之间的位置关系，形成清晰逼真的三维立体图像，对于判断骨盆骨折的类型和决定治疗方案均有较高价值。

（六）治疗

1.非手术治疗

骨盆骨折之后，骨盆环是完整的，没有影响到骨盆的稳定性，并且骨折断端错位相对较小，即可考虑作非手术保守治疗，可以使用适宜的外固定物，防止骨折断端移位。

2.手术治疗

骨盆骨折后，骨盆环的完整性遭到破坏，影响到骨盆的稳定性，就需要进行手术治疗。

二、骨盆创伤的围手术期护理

骨盆骨折的手术治疗有外固定支架治疗和切开复位内固定治疗两种方式。外固定支架固定术适用于骨盆环双处骨折的患者，切开复位钢板内固定术适用于骨盆环两处以上骨折患者，以保持骨盆的稳定性。

（一）术前护理

1.评估知识与心理状态

骨盆手术难度大、风险高，患者会产生一系列恐惧的心理反应。术前应正确引导和对待这些反应。在手术之前对病情进行认真考虑，对可能出现的情况仔细分析，采用恰当的告知方式让患者接受手术。评估患者对手术知识的了解程度和心理状态。可以利用各种宣传资料和生动的模型、图片来向患者讲解手术相关知识，以消除患者不良情绪，使患者术前达到最佳心理状态，有利于患者保持乐观心态，从而积极配合治疗。

2.抗休克护理

骨盆骨折多因撞击或暴力性挤压所致，易并发直肠、尿道、膀胱及髂内外动脉损伤导致大量出血，且因骨盆内血管丰富，易发生出血性休克。在患者入院及术前，护理人员应及时配合医师进行抗休克治疗，为患者建立两条以上静脉通路，并对患者生命体征、神智、瞳孔、皮肤色泽、尿量变化等进行密切观察，以对患者休克纠正情况进行综合判断，同时还应密切观察患者下肢感觉、直肠及肛门有无出血、腹部体征等情况。

3.疼痛护理

患者骨盆骨折后，生理上承受着较大的痛苦。对此，护理人员应及时对患者进行疼痛评估，遵医嘱对患者使用镇痛药物，帮助取舒适的体位。另外，可适当留有陪护，给予精神上支持，提高患者痛阈值。疼痛作为第五大生命体征，在整个治疗过程中也是尤为重要的，掌握镇痛类药物的基本作用原理，做好提前镇痛，多模式镇痛，根据药物的半衰期定时用药，减少和消除患者疼痛。

4.留置尿管护理

骨盆骨折患者因出血多、尿道损伤概率高，同时为方便观察尿量，入院后一般给予患者留置导尿，严格的护理，将有效减少尿路感染发生的概率。留置导尿装置应使用防逆流尿袋，减少更换尿袋的频次，保持装置密闭、通畅、无菌，鼓励患者多饮水，每日合理安排2000~2500mL的饮水量，有沉淀时给予生理盐水膀胱冲洗，同时保持会阴部清洁，每天不少于2次的冷开水尿道清洗。

5.压力性损伤护理

骨盆骨折患者围手术期间，因卧床时间较长，活动受限翻身困难及术后早期低蛋白血症等因素的影响，易出现压力性损伤。为防止患者出现各部位压力性损伤，应给予患者使用气垫床，并定时帮助患者更换适当的体位，进行局部减压，检查患者受压部位有无红肿，及时使用赛肤润、安普贴等防压疮用物保护皮肤。同时叮嘱患者多食易消化的、可口的高蛋白质、高维生素、高热量，适量脂肪，足量的碳水化合物食物，对提高患者皮肤抵抗力有积极作用，从而减少其皮肤压力性损伤的发生。

6.术前准备

（1）完善术前检查

根据患者病情，完善相关检查。实验室检查如血液常规、肝肾功能、血型测定及肺功能等，影像学检查如X线、B超、CT、MRI等。

（2）物品准备

由于骨盆手术均采取全身麻醉，所以应先备好氧气装置以供术后使用。病情特殊患者，可事先备好心电监护仪等抢救监护设备。

（3）肠道准备

术前禁食4小时，禁饮2小时。

（4）皮肤准备

所有患者均要求手术当天会阴部剃光头进行备皮，并在护理人员协助下使用氯己定沐浴露进行床上擦浴。

（二）术后护理

1.一般护理措施

（1）病情观察

手术结束后应对患者生命体征、神志变化等进行密切地观察并记录，给予持续吸氧和心电、血氧饱和度、血压监测。此外，应对患者肢体末梢血液循环情况，如皮肤温度、颜色、感觉和肿胀程度等情况进行观察记录，若发现异常情况则应及时报告医师进行处理。

（2）体位护理

术后给予去枕平卧4~6小时后，再进行更换体位。

2.预防切口感染

术后密切观察患者切口出血情况和引流情况，包括血量和血液性质，切口有无红肿和分泌物等，并保持引流管畅通。切口敷料应保持清洁、干燥，为防止出现交叉感染，医护人员在进行各项操作时，应严格遵循无菌操作原则，定期抽血化验，有异常时及时对症处理，并叮嘱患者多食高维生素、高营养的食物，提高机体抵抗力并有利于伤口愈合。

3.预防并发症护理

骨盆骨折患者因长期卧床、血流缓慢、创伤及手术后血液浓缩等原因极易形成下肢深静脉血栓，而深静脉血栓的猝死率可达25%，故早期预防显得尤为重要。一般术后当天，护理人员应指导督促患者进行双下肢股四头肌收缩运动及踝泵运动，有利于促进下肢血液循环，定时观察双下肢末梢血液循环情况，若有异常应及时告知医师并给予特殊治疗和护理方案。另外，根据患者情况遵医嘱使用活血化瘀类药品，补充液体稀释血液，维持循环血量，观察伤口出血及引流液情况，注意有无出血倾向。骨盆骨折后因后腹膜血肿、生活进食规律及环境因素改变等原因，患者术后容易出现腹胀现象，护理上饮食要注意调整，指导患者进食清淡、易消化、粗纤维饮食，多饮水每天2000mL左右，术后早期避免饮用牛奶豆奶等产气类食物。同时指导患者尝试多种方法促进排便，如腹部按摩，养成定时排便习惯，练习腹部肌肉的力量等，必要时遵医嘱使用缓泻剂及促进胃动力、肠蠕动的药物。对于腹胀严重者可给予胃肠减压，减轻症状的同时要监测电解质的变化，注意观察病情，如有异常及时汇报医师。

（三）出院指导

骨盆骨折后愈合所需时间较长，康复一般需要3个月以上，为确保患者出院后病情持续好转，患者出院时护理人员应进行相应的出院指导。包括强调患者出院后必须进行康复锻炼，指导患者进行功能锻炼的方式方法。有效的功能锻炼能加强肌肉张力，确保关节的稳定性，且有利于促进患者骨折的愈合，从而最大限度地恢复机体功能。另外，定期回访及复诊，有效确认恢复情况，及时调整康复计划，能提高骨盆骨折康复的进程。

三、骨盆创伤的围手术期护理流程

（一）评估

手术日前

1.术前检查

血、尿、粪常规、凝血酶原、肝肾功、心电图等。

2.术前准备

药物过敏试验、床上排便训练、咳嗽训练、术前指导、心理护理、胃肠道准备、皮肤护理、血型鉴定及配血等。

3.术前访视

手术前一天，手术室护士完成术前访视。

（二）术前护理

手术日晨

1.患者准备

备皮、禁食，根据医嘱留置胃管、导尿管。取下义齿、手表及各种饰物。术前30分钟遵医嘱执行术前用药。

2.物品准备

术中用药及病历。护士与手术室护送人员进行交接，正确确认患者身份、手术部位及标识等，填写《手术安全核查/转运交接》（护理版）并双方签字。

3.入手术室交接

护送人员与巡回护士进行核查交接并签名。

（三）术后护理

1.体位护理

第一，术后先平卧6小时，然后每2小时平抬一次。

第二，搬动患者时必须保持稳定，防止扭曲，保持一轴线。

2.病情观察

第一，心电监护，定时测量生命体征，遵医嘱详细记录。

第二，脊髓神经功能观察。术后及时监测呼吸情况及四肢的感觉、运动功能。

第三，切口局部观察。术后观察有无肿胀，切口敷料有无渗血，若短时间内出血量多、肿胀明显，立即报告医师对症处理。

3.引流管护理

第一，妥善固定各导管如伤口引流管、留置导尿管、深静脉置管及腰大池引流管等，防止扭曲、受压和滑脱。

第二，保持引流通畅，观察引流液的颜色、性质和量。

4.骶丛神经受损

第一，观察四肢感觉运动情况，尤其24小时内。

第二，如发现肢体麻木运动障碍或感觉障碍平面上升，及时报告处理。

（四）并发症护理

1.切口感染

第一，加强切口周围护理，及时更换敷料，保持清洁干燥。

第二，注意体温变化，颈部活动严重受限者必须重视。

第三，如发生感染，加大抗生素用量。

2.出血

第一，观察伤口出血及引流液情况，注意有无出血倾向，予药物止血。

第二，观察引流液的色质量，必要时手术治疗。

3.下肢静脉血栓

第一，督促患者进行双下肢股四头肌收缩运动及踝泵运动。

第二，多饮水、药物预防治疗、必要时。

（五）健康指导

第一，功能锻炼：有效的功能锻炼能加强肌肉张力，确保关节的稳定性。

第二，饮食指导：应嘱患者多进高蛋白质、富含维生素等食物。

第三，保持伤口清洁、干燥，定期随访，如有不适，及时就诊。

四、骨盆创伤术后的康复护理

骨盆创伤后的康复原则：所有训练都需要缓慢而轻柔地进行。抬高床头15°，抬高术侧肢体30°，并保持伸髋屈膝位，鼓励患者行双上肢的功能锻炼。进行主动（深呼吸，吸气时双手上举，呼气时双手下摆）和被动的呼吸训练（家属辅助，手放在患者腹部，吸气时手抬离腹部，告诉患者腹部跟随，呼气时手下压腹部），防止心肺系统并发症的发生。

（一）非手术治疗康复措施

患者伤后2～3周内需卧床休息。卧床休息期间注意髋关节微屈位下活动双下肢膝、踝关节，以不引起疼痛或致微痛为度，另应尽量避免同侧髋关节过度前屈、外展外旋引起疼痛。进行踝泵练习：用力、缓慢地反复屈伸踝关节，5分钟/组，1～2组/小时；进行股四头肌等长练习：在不增加疼痛的前提下尽可能多做，大于500次/天，可避免肌肉萎缩。这两种训练可促进下肢血液循环，预防下肢深静脉血栓的发生。同时强化上肢肌力，以维持基本身体素质，为体位转移和下地扶拐行走等做准备，注意训练时必须确保骨盆无受力和移位。伤后3～4周，由医师确定骨折开始愈合后，康复训练措施同手术后第2天起康复措施。

（二）术后康复措施

1.手术当日

患者手术安返病房后，适当抬高患侧肢体，间歇冰敷以及适当配合肌内效贴布消肿镇痛，冰敷以低于体温20℃以上为宜，每次不超过20分钟，伤口处不可直接接触冰和水，每天可以进行3～5次冰敷。第1天开始进行下肢肌肉等长收缩，即腿部肌肉进行绷紧—放松—绷紧—放松100下，第2天150下，第3天开始200下，持续进行60天。

2.手术第2～4天

第一，膝关节的屈伸活动：跟骨不离开床面。由被动活动逐渐过渡为主动活动。前入路的患者1周后待出血停止，再进行屈膝屈髋。

第二，踝关节写"米"字（以踝关节为中心写字，每天100个字）。

第三，髌骨做人工滑动。

第四，膝关节下压训练。后入路的患者待伤口停止渗血后开始，一般第2周开始膝关节下压训练。

第五，双侧脚踝力量性训练。趾屈抗阻，脚踝用力蹬手，手抵抗住不动，手的抵抗力随脚踝发力逐渐上升。背伸抗阻，脚踝用力往上背伸，手抵抗住不动，手的抵抗力随脚踝发力逐渐上升。

第六，脚趾间肌灵活性和力量训练及足弓刺激。足趾背伸抗阻训练，足趾用力趾屈，手给予阻力；足趾趾屈抗阻训练，足趾用力背伸，手给予阻力；按压刺激足弓，足趾用力背伸，手给予阻力。

第七，后入路患者如疼痛不明显可开始进行被动直腿抬高练习以避免腿部肌肉萎缩，疼痛明显则可推迟数天。被动直抬腿练习：每组10次，每次10～15秒，每次间隔5秒，每天4～6组；被动侧抬腿练习：每组10次，每次10～15秒，每次间隔5秒，每天4～6组。先被动（家属协助），第2周开始患者在被动活动下逐渐发力配合做这些锻炼，最晚第3周开始主动。

3.手术第5天

避开伤口，对手术部位周围的扳机点进行30秒/次的点按，力度适中，以感到酸痛感为宜，每天多次，扳机点图谱见图8-1。

4.手术第2周

如果没有炎症，锻炼前可先进行30分钟热敷。进行大腿围绕髋关节的环转运动，问询医师坐起时间，逐渐坐起。

5.手术第3周

第3周开始进行抗阻力内收和外展训练：外展抗阻，患者下肢用力外展，协助者用手抵抗，抵抗力随下肢外展的力量增大而增大；内收抗阻，患者下肢用力内收，协助者用手抵抗，抵抗力随下肢内收的力量增大而增大。

6.手术第6周

第一，早期锻炼门诊复查，X线片显示骨折处愈合良好，可以承重即开始下述锻炼。平行杠内进行双手支撑，站立，双手支撑的力量逐步减弱，并逐渐过渡到用步行器站立、行走，直至完全负重行走。

第二，闭眼保护性平衡训练患者闭眼站立，一名家属在身旁伸出双手（不接触患者）保证患者安全；另一名家属时不时给予患者一个推动力，使患者身体产生摇晃，患者尽力保持平衡，以训练平衡功能和核心肌群的稳定能力（髂前上棘髂前下棘、髂嵴撕脱骨折，第4周即可下地练习）。

参考文献

[1]董玮.临床骨与脊柱常见病处置[M].北京：中国纺织出版社，2022.

[2]程黎明.脊柱脊髓损伤修复学[M].北京：科学出版社，2021.

[3]菅凤增，陈赞，车晓明.脊柱显微外科训练教程[M].北京：科学出版社，2020.

[4]张雪松.微创脊柱外科学[M].北京：中国科学技术出版社，2020.

[5]韦向荣，高海鹏，梁智林.骨科临床诊断与手术学[M].长春：吉林科学技术出版社，2019.

[6]贺石生，张西锋，郑召民.智能脊柱疾病微创治疗与康复[M].北京：人民军医出版社，2010.

[7]刘英男.现代骨外科显微外科学[M].开封：河南大学出版社，2020.

[8]王承德.风湿病中医临床诊疗丛书骨质疏松分册[M].北京：中国中医药出版社，2019.

[9]陈长青，丁岚，李冰.全科医师诊疗技术手册.郑州：河南科学技术出版社，2019.

[10]何丽.骨科疾病护理精要[M].天津：天津科学技术出版社，2020.

[11]郭声敏，刘鹏飞，冯利.康复护理学[M].北京：中国科学技术出版社，2020.

[12]胡爱玲.实用康复护理实践[M].北京：电子工业出版社，2021.

[13]吴鹏.膝关节镜手术技巧[M].上海：上海科学技术出版社，2019.

[14]伊长松，姜磊，柴萌光.关节疼痛及功能障碍的康复[M].济南：山东科学

技术出版社，2019.

[15]孙鲁宁.膝关节镜与肩关节镜手术康复指导[M].江苏凤凰科学技术出版社，2020.

[16]宁宁，陈佳丽，李玲利.骨科加速康复护理实践[M].北京：科学出版社，2022.

[17]任丽，孙守艳，薛丽.常见疾病护理技术与实践研究[M].西安：陕西科学技术出版社，2022.

[18]薛慧琴.骨科关键护理技术操作流程图解[M].北京：北京大学医学出版社，2021.

[19]陈伟菊，梁文仙，林清然.骨科患者快速康复全过程护理案例[M].广州：广东科学技术出版社，2021.

[20]张俊英.精编临床常见疾病护理[M].青岛：中国海洋大学出版社，2021.